Michael Squar

Heilbäder in Hessen
Von Bad Karlshafen im Norden bis Gras-Ellenbach im Süden

MICHAEL SQUAR, geboren 1955 in Gimmeldingen/Kreis Neustadt an der Weinstraße, aufgewachsen in Frankfurt am Main, dort ausgebildet zum Versicherungskaufmann, Diplomstudium der Geographie mit Meteorologie und Historischer Ethnologie an der Goethe-Universität Frankfurt am Main sowie Lehramtsstudium Geschichte und Erdkunde, wohnhaft in Bad Homburg.

Michael Squar

Heilbäder in Hessen

Von Bad Karlshafen im Norden bis Gras-Ellenbach im Süden

Rediroma-Verlag

Bibliografische Information der Deutschen Nationalbibliothek:
Die Deutsche Nationalbibliothek verzeichnet diese Publikation in der Deutschen Nationalbibliografie; detaillierte bibliografische Daten sind im Internet über http://portal.dnb.de abrufbar.

ISBN 978-3-98527-154-2

www.rediroma-verlag.de
10,95 Euro (D)

Inhalt

Vorwort

Mit 19 Jahren beantragte ich Anfang 1975 einen Kuraufenthalt infolge meines immensen Untergewichts. Zwei Jahre zuvor erfolgte regelmäßiges Krafttraining in einem der damals noch sehr seltenen privaten Fitnessstudios, die dann später wie Pilze aus dem Boden schossen und heute unter dem neudeutschen Begriff „Workouts" regelrechten Kultstatus genießen.

Der Erfolg einer Gewichtszunahme stellte sich zwar ein, allumfassendes körperliches Wohlbefinden jedoch weniger. Dem Antrag auf eine Kur folgte rasch ein Gesprächstermin mit dem Vertrauensarzt der Krankenkasse. Aufgrund meines Anliegens in einem noch recht zarten Alter lehnte sich der Arzt zunächst einmal auf seinem Stuhl zurück, sinnierte einige Zeit und sprach dann sinngemäß mehr zu sich selbst: „Warum eigentlich nicht! Besser schon in jungen Jahren als erst höher betagt, wenn es meistens schon zu spät ist, damit anfangen, um seiner Gesundheit Vorsorge zu leisten".
Den (positiven) Bescheid bekam ich kurze Zeit später und kam dann Anfang März 1975 mit einem dieser roten, einmotorigen Schienenbusse in Bad Endbach (Region Mittelhessen) an. Das Kneippheilbad mit seinen heute bereits 8.000 Einwohnern (dem Dreifachen der damaligen Bevölkerungszahl) liegt wunderschön beschaulich inmitten des Gladenbacher Berglandes, einem Mittelgebirgszug mit Höhen bis zu 600 m. Ich fühlte mich, gelöst von der Großstadt Frankfurt am Main, sofort nach Ankunft wie in Abrahams Schoß.

Ausgestattet mit einem Kurbüchlein, in das die täglichen Anwendungen wie etwa Kalt- und Warmwassergüsse, Bäder oder Massagen (als Nachweis dafür, dass man es auch wirklich gemacht hat), eingetragen und abgezeichnet wurden, legte ich im Verlauf von vier Wochen merklich an Gewicht zu und fühlte mich körperlich und seelisch pudelwohl. Der betreuende Kurarzt war begeistert und genehmigte mir dann gleich noch eine Verlängerungswoche, was mich wiederum entzückte. So war das damals!

Eine Kneippkur, ausschließlich mit natürlichen Heilmitteln, ohne jegliche Medikamente! Gesundheit, wer wollte das ernsthaft bestreiten, ist das höchste Gut für einen Menschen. Kurorte mit dem Prädikat Heilbad in naturräumlich reizvoller Umgebung tragen zur Stärkung von Leib, Geist und Seele in höchstem Maße bei. Im Verlauf der letzten drei Jahrzehnte wurden jedoch finanzielle Mittel zu Lasten der Heilbäder eingespart, die Bewilligung eines Kuraufenthalts gestaltete sich für einen Antragsteller immer schwieriger. Das Gespenst der Corona-Pandemie trug das Übrige dazu bei. In Hessen wurde reagiert und die Förderung dieser Gesundheitsstätten bis 2022 auf 15 Millionen Euro aus dem Sondervermögen „Hessens gute Zukunft sichern“ im Rahmen des „Bäderpfennigs“ aufgestockt. Hiervon profitieren 26 der 29 hessischen Heilbäder, insbesondere die einwohnerschwachen Kurorte. Niemand sollte sich deshalb scheuen, bei Bedarf einen entsprechenden Antrag zu stellen, denn Heilbäder sind Zentren für gesundheitliche Rehabilitation und Prävention. Sie sind mit ihrem Leistungsvermögen sowohl für die Versorgung von Kurgästen wie auch als Gesundheitsschwerpunkte für die Bewohner der jeweiligen

Regionen systemrelevant und unverzichtbarer Bestandteil des Gesamtsystems einer Volkswirtschaft. Genau das wurde seitens der politischen Entscheidungsträger offensichtlich nun wieder erkannt. Denn bis in die 1990er Jahre hinein waren in den entsprechenden Gesetzestexten ambulante und stationäre Vorsorgeleistungen als **Pflichtleistungen** fest verankert. Danach wurden diese in den entsprechenden Paragrafen nur noch als **Ermessensleistungen** festgesetzt – mit den bekannten negativen Folgen für die Heilbäder. Ende 2020 dann die positive Wende: Der Deutsche Bundestag möchte sie per Gesetzesbeschluss mit voraussichtlichem Inkrafttreten zum Sommer 2021 wieder in Pflichtleistungen umwandeln.
Vor diesem Hintergrund soll das vorliegende Buch eine Orientierung zur räumlichen Lage und zu weitergehenden Informationen hessischer Heilbäder liefern.

Michael Squar

Einleitung

Heilbad, Kneippheilbad, Kneippkurort, Ort mit Heilquellen-Kurbetrieb, Heilklimatischer Kurort, Luftkurort – Begriffe für Kurorte, welche nach den Bestimmungen des Deutschen Heilbäderverbands e.V. sowie des deutschen Tourismusverbands e.V. (13. Auflage, 11/2017) Prädikate zur Führung der entsprechenden Bezeichnungen durch Länderverordnung erhalten.

Außer für die oben genannten gibt es in Hessen noch Prädikate für Erholungsorte und Tourismusorte. In diesem Buch finden jedoch nur die 29 Heil- und Kneippheilbäder als höchst prädikatisierte Kurorte Berücksichtigung – also die klassischen Heilbäder einschließlich der Orte mit Heilquellenkurbetrieb, die für ihren Prädikatserwerb nur unwesentlich geringere Anforderungen als ein Heilbad erfüllen müssen.

Die einzelnen Heilbäder Hessens können sich, unter der Voraussetzung des Vorhandenseins natürlicher Heilmittel des Bodens (= Wasser aus ortsgebundenen Heilquellen bzw. Moor aus ortstypischen Lagerstätten), ganz allgemein als Heilbad, oder auch, je nach **ortstypischem Heilmittel,** speziell als Mineral-, Thermal-, Sole-, oder Moorheilbad bezeichnen. Kneippheilbäder hingegen benötigen kein ortsspezifisches Heilmittel (wie Sole oder Moor) zum Prädikatserwerb. Vielmehr bedarf es in diesen Fällen eines **ortsspezifischen Heilverfahrens** im Sinne der „fünf Heilfaktoren der Physiotherapie nach Sebastian Kneipp“: Inneres Gleichgewicht, Ernährung, Kräutertherapie, Bewegung...... und natürlich dem Kernfaktor Hydrotherapie.

Kneippheilbäder unterscheiden sich von **Kneippkurorten** insofern, dass jene im Gegensatz zu diesen über ein mindestens zehn Jahre andauerndes Bestehen als Kneippkurort zurückblicken können, die psychologische Begleitung der Patienten gewährleistet ist sowie über ein deutlich ausgedehnteres, ergänzendes Leistungsangebot für aktivierende Behandlungsformen wie Krankengymnastik, Sport-, Bewegungs- und physikalische Therapie verfügen.

Thermalheilbäder werden aus Mineralquellen gespeist, die am natürlichen Austrittsort mindestens 20 Grad Celsius warm sind.

Soleheilbäder dürfen diese Bezeichnung führen, wenn deren Mineralquellen einen Salzgehalt von mindestens 5,5 Gramm Natrium- und 8,5 Gramm Chlorid-Ionen beinhalten.

Moorheilbäder verwenden Torf als Heilmittel, das aus örtlich vorhandenen, natürlichen Lagerstätten entnommen wird. Dieser Badetorf wird zum Zwecke der Anwendung am Patienten auf bis zu 40 Grad Celsius erwärmt.

Eine Prädikatisierung des Kurortes als Heilbad erfordert zusätzliche Anerkennungsvoraussetzungen (wie beispielsweise die infrastrukturelle Ausstattung und bestimmte naturräumliche Erfordernisse), die bei Orten mit Heilquellenkurbetrieb weniger streng beurteilt werden. Sind sämtliche vorgeschriebenen Bedingungen erfüllt, wird schließlich das Prädikat „Heilbad“ durch Landesverordnung verliehen.

Heilbäder in Nord- und Osthessen
(Regierungsbezirk Kassel)

Landkreis Kassel / Kreisfreie Stadt Kassel

Bad Karlshafen
Baden wie im Toten Meer

Ortscharakter:

Die nördlichste Landgemeinde Hessens an der Mündung der Diemel zur Weser, knapp 40 km Luftlinie nördlich von Kassel zwischen den Mittelgebirgen Reinhardswald und Solling gelegen, ist auch als Barockstadt bekannt. Sie wurde für französische Glaubensflüchtlinge, den protestantischen Hugenotten, gegen Ende des 17. Jahrhunderts von Landgraf Carl zu Hessen, dem Namensgeber der Kommune, als Planstadt gegründet und zählt gegenwärtig zusammen mit dem 1972 eingemeindeten, älteren Ort Helmarshausen knapp 4.000 Einwohner. Der gesamte Ortskern ist denkmalgeschützt.

Das 2 km südlich gelegene Helmarshausen ist als Luftkurort prädikatisiert und weist, im Gegensatz zum barocken Ortsbild Bad Karlshafens, mittelalterliche Strukturen auf, die, am Beispiel des Klosters der ehemaligen Benediktiner-Abtei, bis in das Jahr 997 zurückreichen. Hier sind zahlreiche Fachwerkhäuser aus dem 16. und 17. Jahrhundert und Reste der mittelalterlichen Stadtbefestigung zu sehen.

Heilquellen und Indikationen:

Solequellen wurden bereits in der ersten Hälfte des 18. Jahrhunderts entdeckt, die der Salzgewinnung dienten. Erst 100 Jahre später kamen Kurgäste in den Genuss gesundheitsfördernder Maßnahmen in einem eigens dafür errichteten Badehaus, da sich die Salzsiedung nicht mehr lohnte. Die Prädikatisierung als Heilbad erfolgte im Jahr 1955.

Das 46 Grad Celsius warme und mit 23 % Natrium-Chlorid-Anteil äußerst salzhaltige Heilwasser wird seit 2004 aus einer Tiefe von über einem Kilometer an die Erdoberfläche gefördert. Es enthält Eisen, Kohlensäure sowie schwefelsaure Alkalien und schafft als Badekur Linderung bei asthmatischen und rheumatischen Beschwerden, bei Bronchitis, Ischias und bestimmten Kinderkrankheiten. Weitere Indikationen sind Stoffwechsel- und Atemwegserkrankungen. Diese Sole wird zudem auch an andere Bäder in Deutschland verkauft.

Besonderheiten:

Ein direkt auf der Kurpromenade befindliches, im Jahre 1986 neu erbautes, 30 Meter langes und 8 Meter hohes Gradierwerk produziert auf natürlichem Wege winzige Salzkristalle, die, als Aerosole mit der Luft eingeatmet, Atemwegserkrankungen lindern. Regelmäßige Rundgänge in dieser in Holzbauweise errichteten Anlage wirken befreiend auf die Atemwege.

Mit dem Thermalbad „Wesertherme“ (Beckentemperaturen bis 36 °C) und dem Kurpark entlang der Weser verfügt Bad Karlshafen über einen ausgezeichneten, ergänzenden Erholungswert hinsichtlich seiner Funktion als Soleheilbad. Die Therme beinhaltet mehr als ein halbes Dutzend Saunen im Innen- und Außenbereich. Außerdem gibt es eine „Bootssauna“ direkt auf dem Fluss.

Sehenswert sind insbesondere der Hafen, das 1980 gegründete Deutsche Hugenottenmuseum am Hafenplatz und das Kloster der ehemaligen Benediktiner-Abtei in Helmarshausen. Ein wunderbarer Aussichtspunkt ist der Hugenottenturm. Er befindet sich auf einem steilen Berghang der Hessischen Klippen im Mündungsbereich der Diemel in die Weser.

Bad Wilhelmshöhe

Zwei Heilbad-Prädikate

Ortscharakter:

Im westlichen Stadtteil des nordhessischen Oberzentrums Kassel (200.000 Einwohner) leben knapp 13.000 Menschen direkt am Rande des bis zu über 600 m hohen, verhältnismäßig kleinen Mittelgebirgszugs Habichtswald. Es handelt sich um einen naturräumlich begünstigten und sehr begehrten Wohnstandort mit hohem Erholungswert und hervorragender Infrastruktur: Unmittelbar im Westen Natur pur, direkt im Osten die Standortvorteile einer Großstadt mit bester Verkehrsanbindung.

Mehr als die Hälfte der Stadtteilfläche ist bewaldet, der höchste Berg des Habichtswaldes, das Hohe Gras (614 m), befindet sich innerhalb des Gemarkungsgebietes. Im östlichen Teil steht der alte Ortskern mit dörflichen Strukturen und schönen Fachwerkhäusern (früheres Dorf Wahlershausen) in Kontrast zu den davon südlich befindlichen, gründerzeitlichen Gebäuden und Villen mit ihren hochherrschaftlichen Vorgärten.

Heilquellen und Indikationen:

Bad Wilhelmshöhe verfügt sowohl über das Anfang der 1950er Jahre verliehene Prädikat Kneippheilbad als auch über das eines Thermalsoleheilbads seit dem Beginn des neuen Jahrtausends. Einen ähnlichen Status in dieser Doppelfunktion hat in Hessen ansonsten nur noch Bad Endbach.

Mehrere Kneipp-Wassertretanlagen und Kneipp-Armbadebecken sind zur kostenlosen Nutzung über den Kurbezirk einschließlich des Bergparks Wilhelmshöhe verteilt. Darüber hinaus gibt es einen 3.500 m² großen Heilpflanzengarten.

Die Thermalsolequelle sprudelt seit 1979 mit ihren Hauptbestandteilen Natrium und Chlorid und einer Temperatur von 26 °C unweit des Kurparks aus über 600 m Tiefe an die Oberfläche. Indikationen sind bei Herz-, Gefäß-, Kreislauf- und onkologischen Erkrankungen, bei Rheuma, Stoffwechselstörungen, psychosomatischen Beschwerden sowie solchen der Atemwege, des Verdauungssystems und Bewegungsapparates angezeigt.

Die Habichtswaldklinik für Ganzheitsmedizin und Naturheilkunde am östlichen Rand des Bergparks ist ein Zusammenschluss dreier Fachkliniken. Der Reha-Bereich umfasst Psychosomatik, Onkologie und Innere Medizin unter Synthese aus Schulmedizin und Naturheilverfahren. Für Selbstzahler ist jeweils eine Privat- und Ayurvedaklinik angeschlossen.

Besonderheiten:

Bad Wilhelmshöhe zeichnet sich durch eine Kinderklinik aus, die es ermöglicht, eine Kur zusammen mit Kind(ern) durchzuführen. Die Funktion als Doppelheilbad begünstigt vielseitige Anwendungen, welche über die eigentlichen Heilverordnungen hinausgehen.

Der seit 2013 als UNESCO–Welterbe ausgezeichnete Bergpark Wilhelmshöhe mit der über allem thronenden Herkulesfigur ist eine gartenkünstlerisch errichtete Anlage mit einem beeindruckenden Schatz an Bäumen und Wasserspielen. Auch die 350 m lange Wasserkaskade hinab zum feudalen Schloss Wilhelmshöhe macht diesen Park sowohl für den Natur- als auch für den Kulturliebhaber zu einem Erlebnis.

Ein weiteres Highlight ist das Thermalbad „Kurhessen-Therme“ mit großem Außengelände sowie einem im japanischen Stil eingerichteten Innenbereich. Das Wasser der oben genannten Solequelle wird hier bis zu 36 °C erwärmt und ermöglicht unter anderem optimale Bewegungstherapien. Solegrotten und ein kleines Gradierwerk stehen für die (Kur-) Gäste ebenfalls zur Verfügung.

Bad Emstal und Naumburg
Klassisches und kneippsches Bäderduo

Ortscharakter:

Die beiden nur sechs km voneinander entfernten Heilbäder sind durch ihre Lagegunst zwischen dem Nationalpark Kellerwald-Edersee sowie dem Naturpark Habichtswald gekennzeichnet. Sie liegen gut 20 km südwestlich von Kassel in herrlicher Mittelgebirgslandschaft auf 310 bzw. 290 Meter Höhe.

Beide Orte ergänzen sich in enger räumlicher Nachbarschaft mit ihren unterschiedlichen Heilmethoden.

Bad Emstal ist mit seinem Prädikatserwerb aus dem Jahr 1991 das etwas ältere Bad und verfügt über rund 6.000 Einwohner. Die Gemeinde besteht aus fünf Ortsteilen, von denen Sand mit mehr als 3.500 Bewohnern als Kernstadt mit Verwaltungssitz fungiert. Hier befindet sich auch die Infrastruktur der Kureinrichtungen. Erstmals erwähnt wurde der Ortsteil Balhorn im Jahr 774 n. Chr.

Naumburg, 1170 erstmals urkundlich erwähnt, erhielt seine Prädikatisierung erst 2007 und ist somit eines der jüngsten Heilbäder in Hessen. Die 5.000 Bewohner leben hier in fünf Stadtteilen einschließlich der von Mischwäldern und Bachauen umgebenen historischen Kernstadt, welche mit ihren zahlreichen, wunderschönen Fachwerkhäusern aus dem 17. Jahrhundert auch als „Fachwerkperle“ bezeichnet wird.

Heilquellen und Indikationen:

Im Bad Emstaler Kernort Sand wurde in der zweiten Hälfte der 1970er Jahre die Mineral-Thermalquelle aus 800 m Tiefe erbohrt. Es handelt sich dabei um ein sulfat- und fluoridhaltiges Thermalwasser und den weiteren Bestandteilen Calcium, Chlorid, Natrium, Magnesium und Hydrogencarbonat mit einer Temperatur von 27 °C.

Das Heilwasser eignet sich für Trinkkuren zur Entschlackung, bei Galle-, Leber- und Harnwegsbeschwerden sowie bei signifikantem Fluoridmangel. Äußerliche Behandlungen werden bei rheumatischen Erkrankungen und denen des aktiven und passiven Bewegungsapparates vorgenommen. Hierzu wird das Thermalwasser für Bäder auf 34 °C aufgeheizt, um die gesundheitsfördernden Prozesse zu unterstützen. Weitere Heilanzeigen sind bei psychosomatischen, nervlich bedingten und Hauterkrankungen gegeben.

Das Kneipp-Heilbad Naumburg ist spezialisiert auf Fibromyalgie. Für diese chronische Muskelerkrankung werden eigens ausgefeilte und individuell gestaltete Programme mit dem Ziel einer drastischen Schmerzlinderung erstellt. Magen- und Darmbeschwerden, Kreislaufprobleme sowie die natürliche Behandlung des Wirbelsäulensyndroms sind weitere Schwerpunkte der kneippschen Heilverfahren in Naumburg. Dies alles im Verbund mit den dort hervorragenden bioklimatischen und lufthygienischen Verhältnissen.

Südlich des Ortskerns von Bad Emstal befindet sich die Vitos Klink für Psychiatrie und Psychotherapie mit den

Möglichkeiten zur stationären, ambulanten oder auch tages- klinischen Behandlung. Am Kurpark liegt die Arcadia Praxisklinik für integrative Medizin und Krebstherapie.

Besonderheiten:

Beide Kurorte gehören hinsichtlich der Luftqualität zu den „Top Ten" der saubersten hessischen Heilbäder.

Der fast 9 Hektar große, ausgedehnte Kurpark in Bad Emstal-Sand umfasst einen Rosengarten, einen Heil- und Kräutergarten und ist mit Fitnesspfad und Ruhezonen für alle Temperamente ausgestattet. Mit dem Klostermuseum, der Wehrkirche und dem Schloss Riede in den Ortsteilen Merxhausen, Balhorn und Riede sind weitere Ziele für interessierte Kurgäste erkundbar.

Naumburg bietet in der „Gesundheitsoase" ein kleines, im römischen Stil eingerichtetes Hallen-Bewegungsbad mit einer Wassertemperatur von 29 °C. Ausgestattet mit Sauna und der Möglichkeit von Wassergymnastik, Aquafitness und einem Wassertretbecken stellt es eine Therme im Kleinformat dar. Eine weitere Möglichkeit zum Schwimmen besteht auch im Freibad „Aqua-Arena". Sehenswert sind außerden die historische Altstadt und das Eisenbahnmuseum.

Landkreis Waldeck-Frankenberg

Bad Arolsen

Ohrensausen Adieu

Ortscharakter:

Die Kleinstadt in der Mittelgebirgsregion Waldecker Land, gut 30 km westlich von Kassel, hat etwa 16.000 Einwohner und erhielt ihren Namen von dem im 12. Jahrhundert gegründeten Kloster Aroldessen der Ordensschwestern der Augustinerinnen. Charakteristisch ist das barocke Stadtbild aus der Zeit der mehr als 250-jährigen (1655 bis 1918) Residenz des Geschlechts derer von Waldeck-Pyrmont mit dem prächtigen Residenzschloss aus der ersten Hälfte des 18. Jahrhunderts am östlichen Stadtrand. Im westlichen Teil des Schlosses zeigt sich der barocke Stadtgrundriss in Form des typischen Schachbrettmusters der Straßenzüge. Viele der Altstadtgebäude stehen unter Denkmalschutz.

Gut die Hälfte der gesamten Einwohnerzahl entfällt auf die Kernstadt Bad Arolsen, der durch nachfolgende Eingemeindungen weitere 11 Umlandgemeinden angeschlossen sind. Der mit Abstand größte Stadtteil nach Arolsen ist das zwei km südwestlich entfernt gelegene Mengeringhausen mit rund 3.500 Bewohnern.

Heilquellen und Indikationen:

Bad Arolsen ist ein noch verhältnismäßig junges Heilbad. Die Calcium-Magnesium-Sulfat-Hydrogencarbonat-Quelle wurde zu Beginn der 1970er Jahre in rund 400 Meter Tiefe im Schlosspark erbohrt. Das Prädikat „Heilbad“ konnte 1977 verliehen werden.

Indikationen sind insbesondere bei Magen-Darm-Erkrankungen, Beschwerden von Galle und Leber sowie Stoffwechselerkrankungen angezeigt.
Am Kurpark befindet sich die führende psychosomatische Klinik Hessens, die auch eine der größten Tinnitus-Fachkliniken in Deutschland ist: Die Schön-Klinik Bad Arolsen behandelt unter anderem posttraumatische Belastungsstörungen, Depressionen, Angst- und Zwangsstörungen mit Einzel- und Gruppenpsychotherapien.
Außerdem sind zahlreiche kurergänzende Maßnahmen auf sporttherapeutischer und verhaltensorientierter Ebene (wie beispielsweise psychophysische Regeneration oder Stressbewältigung) möglich.

Besonderheiten:

Ein Freizeitbad mit weitläufiger Saunalandschaft sowie Sport- und Bewegungsbecken (bis 32 °C) unweit des Baum- und Kurparks bietet Entspannungsmöglichkeiten im Rahmen eines Kuraufenthalts.

Im fünf Kilometer entfernten, südöstlichen Stadtteil Lan-

dau befindet sich eine historische Wasserförderanlage, die „Wasserkunst“ aus dem 16. Jahrhundert. Ein über ein Mühlrad bewegtes, mit Gelenken versehenes Gestänge pumpte Wasser durch Holzrohre bis in die Ortsmitte, wodurch ein Brunnen zur Trinkwasserversorgung gespeist werden konnte. Es handelt sich dabei um ein kulturhistorisches Denkmal, welches die Technik der Wasserversorgung vor fast 500 Jahren dokumentiert.
Zwischen Kernstadt und Landau liegt der Twistestausee mit Strandbad und Rundweg für Spaziergänger. In Kombination mit der „Wasserkunst“ ein idealer Tagesausflug für Kurgäste, der problemlos erwandert werden kann.

Willingen (Upland)

Skispringen trifft Wassertreten

Ortscharakter:

Mit 550 m über NHN ist Willingen das höchstgelegene Heilbad Hessens. Der rund 6.000 Einwohner zählende Ort liegt im Waldecker Upland, dem nordöstlichen Teil des zum Sauerland gehörenden Rothaargebirges. Er liegt etwa 65 km Luftlinie westlich von Kassel entfernt. Da es sich hier um die schneereichste Region des gesamten Rheinischen Schiefergebirges handelt ist es nicht verwunderlich, dass Willingen mit einer gesamten Skipistenlänge von 16 km sowie neun Skiliften als größter und bestbesuchter Wintersportort Hessens bezeichnet werden kann. International bekannt ist das jährlich stattfindende Weltcup-Skispringen auf der Großsprungschanze. Eine Biathlon-Arena ist ebenfalls vorhanden.

Die Gemeinde besteht aus insgesamt neun Ortsteilen, von denen Usseln die älteste (seit 870 n. Chr.) und nach der Kernstadt Willingen (erste Erwähnung 1380) die mit Abstand zweitgrößte ist. Der Zusammenschluss zur heutigen Kommune fand 1974 statt.

Zahlreiche gepflegte Hotels, Pensionen, Ferienwohnungen und gastronomische Betriebe verleihen dem Ort den typischen Tourismuscharakter mit Partyflair. In der Shoppingmeile entlang der Briloner und Waldecker Straße im Zentrum finden sich elegante Einzelhandelsgeschäfte und

Cafés. Direkt südlich davon lädt der Kurpark mit einem kleinen Teich zum Verweilen ein.

Indikationen:

Außer dem Prädikat Kneipp-Heilbad ist die Kernstadt Willingen auch noch als „Heilklimatischer Kurort“ anerkannt. Über dieses Prädikat verfügt ebenso der Stadtteil Usseln wegen des reizstarken Heilklimas.

Einer der Schwerpunkte in seiner Funktion als Kneippheilbad liegt neben den Rehabilitationen insbesondere auf präventiven Maßnahmen, die von den Krankenkassen gefördert werden. Heilanzeigen bei Ängsten und Schlafmangel, Erschöpfungszuständen, Herz- und Kreislaufbeschwerden, Osteoporose, Hautkrankheiten, Atemwegsbeschwerden, nichtentzündlichen Erkrankungen des Bewegungsapparats sowie bei Kinderkrankheiten.

Die Behandlungsmöglichkeiten im Rahmen einer Kneippkur entfallen hier also auf eine Vielzahl von Indikationen durch reine Naturheilverfahren ohne Inanspruchnahme etwaiger pharmazeutischer Produkte. Wasser und Luft ergänzen sich in Willingen auch ohne Heilquellen zu einem Verbund in ganz besonderer Weise.

Besonderheiten:

Willingen bietet eine reiche Palette an ergänzenden Freizeitmöglichkeiten zum Kurbetrieb. Allein die Höhenlage und das naturräumliche Potenzial des Wintersportortes lassen für Sportler und sonstige Freizeitaktivisten auch in den Frühjahrs- und Sommermonaten keine Wünsche offen. Ob Uplandsteig, Rothaarsteig (die beide dem Wanderer einiges abfordern), dem leichteren Pilgerpfad oder dem Milch-Erlebnispfad Usseln: nur einige Beispiele für zusätzliche Bewegungsmöglichkeiten.

Mit Sommerrodelbahn, Kartbahn, Kletterhalle, Hochseilgarten, Wild- und Freizeitpark sowie verschiedenen Wellness-Oasen stehen weitere Einrichtungen zu sportlichen und erholsamen Betätigungen bereit.

Nur wenige Schritte vom Kurpark entfernt befindet sich das karibisch angehauchte Lagunen-Erlebnisbad mit jeweils zwei Innen- und Außenbecken (zusammen 1.200 m² Wasserfläche, Wassertemperaturen zwischen 28 und 33 °C), verschiedenen Saunen und weiteren Entspannungsbereichen. Hier sind auch Aufenthalte im angenehm warmen therapeutischen Bewegungsbad angesagt.

Bad Wildungen/Reinhardshausen

Eine Stadt, zwei traditionsreiche Heilbäder

Ortscharakter:

Die Stadt Bad Wildungen befindet sich in der Mittelgebirgsregion des südlich gelegenen, bis 675 m hohen Kellerwaldes und des nur 10 km nordwestlich entfernten Ederstausees auf eine Höhe von 280 m.

Sie besteht außer der Kernstadt (knapp 9.000 Einwohner, erstmals erwähnt um 800) aus 13 weiteren Stadtteilen, von denen das wesentlich kleinere Reinhardshausen (1.300 Bewohner, erste Erwähnung 1209) das zweite prädikatisierte Heilbad stellt. Insgesamt leben hier 17.000 Menschen.

Ein Kleinod Bad Wildungens ist die historische Altstadt mit schmalen Gassen, flankiert von zahlreichen Fachwerkhäusern. Kleinere Freiflächen mit Ruhezonen sind dort überall zu finden. In Reinhardshausen ist das alles in etwas dezenterem Format vorhanden. Beide Ortsteilkerne liegen nur 3 km voneinander entfernt, ihre eigenständigen Kurparks, die jeweils bis zum Ortsrand reichten, wurden kurz vor der Jahrtausendwende durch eine sogenannte „Grüne Brücke“ verbunden und somit zum größten Kurpark Europas zusammengeschlossen.

Heilquellen und Indikationen:

Das Bäderzentrum verfügt über 18 Heilquellen, davon befinden sich elf in Wildungen und sieben in Reinhardshausen. Die ältesten dieser Quellen waren bereits 1378 und 1619 bekannt. Im Jahr 1894 begann in beiden Orten die Entwicklung zum Kurbetrieb, damals war Reinhardshausen noch ein selbstständiges Dorf.

Alle Wässer setzen sich aus Calcium-Magnesium-Hydrogencarbonat zusammen, in Wildungen ist darüber hinaus noch in einigen Fällen der Bestandteil des Elements Natrium enthalten. Einige Quellen (in Wildungen fast alle) sind artesischen Ursprungs, das heißt, dass sie auf natürlichem Wege aus eigener Kraft austreten und nicht erbohrt werden mussten.

Ortsspezifische Therapien werden in Form von Trinkkuren, Inhalationen sowie Wannen- und Bewegungsbädern verabreicht. Indikationen sind bei Rheuma-, Herz- und Gefäßerkrankungen, Nierenbeschwerden, Erkrankungen der ableitenden Harnwege, Stoffwechsel- und psychosomatischen Erschöpfungszuständen sowie bei Nervenleiden angezeigt.

Von der Rheumaklinik der Deutschen Rentenversicherung über die Neurologische Klinik bis hin zur Mutter-Kind-Klinik – sage und schreibe 20 Kliniken, jeweils zur Hälfte verteilt auf Wildungen und Reinhardshausen, sorgen für ein lückenloses Rehabilitations- und Gesundheitsangebot.

Besonderheiten:

Außergewöhnlich großzügig angelegt ist der bereits erwähnte Kurpark in beiden Ortsteilen. Mit seiner Fläche von 50 Hektar ist er noch größer als das bereits schon sehr ausgedehnte Areal in Bad Homburg. Er erstreckt sich 6 km lang in West-Ost-Richtung über die Verbindungswege der „Grünen Brücke“ und verknüpft die beiden Wandelhallen in Wildungen und Reinhardshausen. Beeindruckende Teichanlagen, eine Aussichtsplattform, ein Waldzimmer sowie mehrere Dutzend Ruheplätze bieten den Besuchern hinreichende Erholungsmöglichkeiten.

Mit 20 Kliniken, 20 Badeärzten und den zweithöchsten Übernachtungszahlen in Hessen ist Bad Wildungen der größte Kurort des Bundeslandes und einer der Bedeutendsten in ganz Deutschland.

Die Quellen-Therme in Reinhardshausen beinhaltet drei Mineral-Schwimmbecken ein- schließlich eines Bewegungsbades, ein weiträumig angelegtes Außenbecken mit Panoramablick, vier verschiedene Saunen, physiotherapeutische Angebote und vieles mehr.

Im Ortsteil Altwildungen steht das Barockschloss Friedrichstein mit Museum und Sammlungen zur hessischen Militär- und Jagdgeschichte. Besonderes Ambiente offenbart ein Gewölbekeller, in dem das Schlosscafé untergebracht ist.

Eine Spielbank befindet sich als Dependance des Casinos

Kassel in der Kernstadt nahe des Gesundheitszentrums Helenenquelle. Hier werden allerdings nur Automatenspiele angeboten, das klassische Tischspiel entfällt.

Werra-Meißner-Kreis

Bad Sooden-Allendorf

Radon contra Rheuma

Ortscharakter:

Bad Sooden-Allendorf liegt 35 km östlich von Kassel direkt an und der thüringischen Landesgrenze nordöstlich des Schnittpunkts der Mittelgebirgsregionen Kaufunger Wald und Hoher Meißner.
Die Gemeinde mit rund 8.500 Einwohnern wird von der Werra durchflossen. Der Fluss trennt das westliche Sooden vom östlichen Allendorf. Beide Teile wurden 1929 zusammengeschlossen und bilden heute die Kernstadt für die umliegenden neun weiteren eingemeindeten Orte. Fachwerkhäuser unterschiedlicher Stilelemente aus dem Dreiländereck Hessen, Thüringen und Niedersachsen prägen das Stadtbild - historisch gesehen allerdings unter gegensätzlichen Vorzeichen: Während des Mittelalters lebten in Sooden die Arbeiter des Salzwerks, in Allendorf hingegen die begüterten Inhaber der Salzsiederechte.

Im Zeitraum von 900 n. Chr. bis 1900 wurde aus den unter der Stadt befindlichen Quellen Sole gefördert und daraus Salz gesiedet. Nach dem Niedergang dieser Art der Salzgewinnung konzentrierte man sich auf den Heilbadbetrieb. Bereits Anfang der 1880er Jahre wurde das erste Badehaus eröffnet. In diesem Zusammenhang erfolgte die Anerkennung Bad Sooden-Allendorfs als Heilbad bereits 1881. Damit zählt es zu den Ältesten in Hessen.

Heilquellen und Indikationen:

Mehrere Solequellen sprudeln heute mit einer Salzkonzentration von 12% für zahlreiche medizinische und auch kosmetische Anwendungen.

Indikationen auf dem Gebiet der Erkrankungen des Haltungs- und Bewegungsapparates gelten für Bandscheibenschäden und degenerative Veränderungen der Gelenke und der Wirbelsäule, für neurologische Beschwerden (Schlaganfall, neuropsychologische Leiden), chronische Erkrankungen der Atemwege (Asthma, Nasen- und Nebenhöhlen-Katarrh, Erkrankungen von Kehlkopf, Luftröhre und Bronchien), Entwicklungsstörungen im Kindesalter (Appetitlosigkeit, psychosomatische Beschwerden, Hauterkrankungen (Neurodermitis, Schuppenflechte) und allgemeine Erschöpfungszuständen (Herz- und Kreislauf, Blutarmut, Burnout).

Es ist der einzige Kurort in Hessen, der auch über Quellen mit dem Bestandteil des Edelgases Radon, ein radioaktives Element, verfügt. Auch radioaktive Stoffe wirken, in kleinen Mengen enthalten, durchaus gesundheitsfördernd. Radonhaltiges Solewasser wirkt besonders intensiv gegen Rheuma und Osteoporose. Somit wäre Bad Sooden-Allendorf ein idealer und exponierter Standort für diese Heilanzeigen in Hessen, zumal es im gesamten mitteleuropäischen Raum nur wenige Heilbäder mit radonhaltigen Quellen gibt. Leider findet dieses kostbare Wasser bisher nur im Solebad Verwendung und wird nicht für entsprechend gezielte Behandlungen eingesetzt.

Reha-Maßnahmen werden von fünf ortsansässigen Kliniken angeboten: In den Balzerborn-Kliniken für Orthopädie und Rheumatologie, in der Klinik „Hoher Meißner“ für Neurologie und Orthopädie/Traumatologie, in der Kurhessen-Klinik der Deutschen Rentenversicherung Hessen für Orthopädie und Innere Medizin/Pneumologie, in der Onkologischen Rehabilitationsklinik „Sonnenberg“ sowie in der Klinik Werra für Erkrankungen des Bewegungsapparates und psychosomatische Beschwerden.

Besonderheiten:

Das Soleheilbad verfügt im Kurpark über ein riesiges Gradierwerk mit einer Länge von 140 und einer Höhe von 12 Metern. Der Ursprung dieser gewaltigen Holzkonstruktion ist auf das Jahr 1638 datiert, ein überdachter Wandelgang zu Inhalationszwecken wurde 1887, sechs Jahre nach der Fertigstellung des ersten Badehauses, errichtet. Aufgrund der nach Jahrhunderten maroden Substanz hat man kurz nach der Jahrtausendwende dieses imposante Bauwerk vollkommen renoviert. Es dient weiterhin als Freiluftinhalatorium und setzt diese alte Funktion nun glücklicherweise fort.

Ebenso am Kurpark befindet sich die Werrataltherme, ein Thermalbad mit direktem Zugang zum unmittelbar nebenan befindlichen Gradierwerk. Sechs verschiedene Saunen, eine Salzgrotte und ein Becken für Aquatraining sind nur einige der Angebote für interessierte, entspannungsbedürftige Kurgäste und sonstige Besucher. Für eine Entlastung sämtlicher Gelenke sorgt der dreiprozentige Salzgehalt des Beckenwassers, auf dem der Körper ohne große Anstrengung geradezu schwebt.

Schwalm-Eder-Kreis

Bad Zwesten

Heilquellen-Kurbetrieb mit „Biss"

Ortscharakter:

Bad Zwesten liegt sieben km südöstlich von Bad Wildungen am Rande des Kellerwaldes, idyllisch eingebettet zwischen den Flüssen Schwalm, Wälzebach und Urff auf 240 m Höhe über NHN.

Das heutige Heilbad mit seinen insgesamt knapp 4.000 Einwohnern wurde erstmals im Jahre 817 urkundlich erwähnt. Es setzt sich außer dem Kernort Zwesten noch aus weiteren vier Ortsteilen mit jeweils unter 600 Bewohnern zusammen. In den letzten Jahren wurde der zentrale Platz um das eindrucksvolle Fachwerkrathaus neu gestaltet und weitere Bereiche im Sinne des dörflich anmutenden Ortsbildes mit der prägenden Wehrkirche aus der ersten Hälfte des 15. Jahrhunderts restauriert.

Bad Zwesten verfügt über zwei Kurparks, einem größeren mit Kurhaus nördlich der Ortsmitte und dem kleinen aber feinen Löwensprudelpark südlich davon. Für Erholung und Entspannung ist also reichlich gesorgt.

Heilquellen und Indikationen:

Schon zur Römerzeit waren die Zwestener Quellen, ein eng beieinanderliegendes Quellgebiet etwa 400 m südlich des heutigen Ortsrandes. Hier im Löwenstrudelpark tritt unter sechs anderen die artesische „Zwestener Löwenquelle“ mit einer Temperatur von „bissigen“ 12 °C hervor. Sie wurde 1960 als Heilquelle staatlich anerkannt. Im Jahre 1992 bekam Bad Zwesten das Prädikat Heilbad zugesprochen. Zwanzig Jahre später erfolgte dann die Umwandlung des Prädikats zur heutigen Bezeichnung „Heilquellenkurbetrieb“.

Bei der Löwenquelle handelt es sich um ein fluoridhaltiges Natrium-Calcium-Chlorid-Hydrogencarbonat-Wasser, das bei Galle-, Darm-, Leber- und Harnwegserkrankungen wirkt. Weitere Heilanzeigen gelten für Krankheiten des Verdauungs- und Nervensystems, der Psychosomatik sowie des Haltungs- und Bewegungsapparates. Die ortsspezifischen Therapien bestehen aus Trinkkuren mit ergänzenden Bewegungsbädern, Massagen und weiteren Angeboten.

Neurologische Frührehabilitationen ermöglicht die Fachklinik für Neurologie, Psychiatrie, Psychotherapie und Psychosomatik (Hardtwaldklinik I) in ihren therapeutischen Abteilungen. In der Fachklinik für Psychotherapie und Psychosomatik (Hardwaldwaldklinik II) werden die fachlichen Rehabilitationsmaßnahmen unter spezieller, differenzierter Betrachtung der jeweiligen psychosozialen Patientensituation durchgeführt.

Besonderheiten:

Im Kurhaus des größeren Kurparks steht ein Hallen- und Bewegungsbad mit Dampfbad, Saunalandschaft und Solarium zur Verfügung. Auf dem Gelände befindet sich eine begehbare Sonnenuhr innerhalb eines Rosen-, Duft- und Kräutergartens. Darüber hinaus sorgen ein Klangerlebnis- und ein Baumlehrpfad für sinnliche Wahrnehmungen über Ohren, Augen und Verstand.

Mit einem der schönsten Wanderziele auf dem 160 km langen Kellerwaldsteig führt der Weg in seiner zehnten Etappe über Bad Zwesten zur Burgruine Löwenstein im Ortsteil Oberurff bis auf 340 m Höhe. Es handelt sich um ein romantisches Überbleibsel einer Burg aus der ersten Hälfte des 13. Jahrhunderts. Der 26 m hohe Turm ist begehbar und bietet wunderbare Ausblicke auf den Kurort und sein Hinterland. In der angeschlossenen Jausenschänke werden deftige Kost und kühle Erfrischungen als Ausgleich für die Mühen des Aufstiegs über 130 Höhenmeter auf knapp 3 km Fußweg (von Bad Zwesten aus) angeboten. Beides gehört zu einer Kur wohl dazu!

Neukirchen
Kneippen im Knüll

Ortscharakter:

Das junge Kneipp-Heilbad Neukirchen, 25 km Luftlinie in südöstlicher Richtung von Bad Zwesten entfernt, bekam im Jahr 2000 sein Prädikat. Im westlichen Teil des bis zu 636 m hohen Knüllgebirges liegt der Ort auf einer Höhe von 305 m in reizvoller Lage unweit des Einzugsbereichs der lieblichen Landschaft „Kulturraum Schwalm" an der Deutschen Märchenstraße im „Rotkäppchenland".

Die Kernstadt selbst zählt 4.200 Einwohner. Einschließlich der weiteren acht Ortsteile, die Anfang der 1970er Jahre im Rahmen der hessischen Gebietsreform eingemeindet wurden, sind es rund 7.000.

In der neunhundertjährigen Geschichte Neukirchens kam es im Mittelalter und der frühen Neuzeit zu mehreren Bränden, die 1533 in der Zerstörung von 75% der damaligen Bausubstanz gipfelten. Nichtsdestotrotz kann man heute zwischen Hospitalgasse und dem Bereich der Burgtorstraße mit dem Marktplatz als Mittelpunkt zahlreiche restaurierte Fachwerkhäuser bestaunen. Viele von ihnen, wie auch die evangelische Nikolaikirche direkt am Marktplatz, sind ausgewiesene Kulturdenkmäler, deren Historie bis in das 16. Jahrhundert zurückreicht. Die mittelalterlichen Strukturen des Ortes sind darüber hinaus auch an den Resten der alten Stadtmauer zu erkennen, die sich um die ringförmige Untergasse legen.

Indikationen:

Eine Kneippkur in Neukirchen kann bei Beschwerden des aktiven und passiven Stütz- und Bewegungsapparates, Erkrankungen des Herz-Kreislauf-Systems sowie auch bei psycho- somatischen Symptomen empfohlen werden.

In Verbindung mit sinnvollen, therapieergänzenden Maßnahmen wie Lymphdrainagen, Wandern und anderen Bewegungstherapien als Ganzkörpertraining zur allgemeinen Kräftigung der Muskulatur (Pilates) sind hinsichtlich der genannten Indikationen konkrete Heilungserfolge erzielbar.

Bewegung, Wasseranwendungen, ausgewogene gesunde Ernährung, Kräuter als Naturheilmittel und Zufriedenheit mit sich selbst......das alles liegt im eigenen Verantwortungsbereich der Neukirchener Kurgäste. Therapie als Eigeninitiative ist hier bei gegebener Kneipp-Infrastruktur besonders gefragt.

Besonderheiten:

Der neu errichtete Kneipp- und Kräutergarten im Zentrum Neukirchens ist eine Oase mit vielfältigen Entspannungsmöglichkeiten. Er dient auch dazu, das erstmals im Jahre 2000 zuerkannte Prädikat als Kneipp-Heilbad zu erhalten.

Am historischen Marktplatz, gegenüber der über 600 Jahre alten Nicolaikirche, steht als weiterer Anziehungspunkt das Märchenhaus, das zu einer Reise in die Welt der Gebrüder

Grimm einlädt. Hier können in einem denkmalgeschützten Fachwerkhaus aus dem 16. Jahrhundert lebendig wirkende Märchenszenen mit teils über 150 Jahre alten Figuren bestaunt werden. Und noch mehr: Nach persönlicher Absprache hören Gäste einer Märchenerzählerin zu und schwelgen in Erinnerungen aus der eigenen Kindheit - soweit sie dazu in der Lage sind, sich selbst sowie die Verlockungen der „neuen Technologien" zumindest temporär herunterzufahren.

Die „Badewelt Neukirchen", wenige hundert Meter vom Marktplatz entfernt, besteht aus einem Frei- und Hallenbad mit vielseitigen Nutzungsmöglichkeiten. In der Halle werden bei einer Wassertemperatur von 30 °C unter anderem Aquafitnesskurse und Wassergymnastik angeboten.

Landkreis Hersfeld-Rotenburg

Bad Hersfeld

Lullus + Vitalis = Heilbadprädikat

Ortscharakter:

Die Kreisstadt des Kreises Hersfeld-Rotenburg mit ihren 30.000 Einwohnern befindet sich im Mündungsbereich der Flüsse Fulda und Haune in der Hersfelder Senke zwischen dem Seulingswald im Osten und dem Knüllgebirge im Westen. Das ausgedehnte Stadtgebiet (74 km²) im Nordosten Hessens reicht in Höhenlagen zwischen knapp 200 bis gut 400 Meter über NHN und besteht neben der Innenstadt aus elf weiteren umliegenden Stadtteilen, die zusammen etwas mehr als die Hälfte der gesamten Einwohnerzahl auf sich vereinen.

Um die Mitte des nachchristlichen 8. Jahrhunderts fand Bad Hersfeld mit der Gründung einer Einsiedelei sowie des Benediktinerklosters durch die Mönche Sturmius und Lullus seinen Anfang. Einige Funde weisen jedoch auf eine Besiedlung bereits um 2.000 v. Chr. hin. Die Stiftsruine als größte romanische Kirchenruine weltweit prägt zusammen mit den etwa 200 denkmalgeschützten Gebäuden die Altstadt. Nicht umsonst liegt Bad Hersfeld an der Deutschen Fachwerkstraße und der mittelalterlichen Handelsstraße „Via Regia". Das älteste Fachwerkhaus stammt aus dem Jahre 1452. Es handelt sich dabei um das ehemalige Küsterhaus der Stadt.

Die schöne Altstadt ist in den etwas höher gelegenen Stiftsbezirk und die weiter nordöstlich gelegene Unterstadt mit dem dazwischenliegenden ältesten Ortsbereich gegliedert. Südwestlich des Stiftsbezirks schließt sich das ausgedehnte Kurareal bis zur Fulda an.

Heilquellen und Indikationen:

Die Lullus- und Vitalisquelle sind die tragenden Säulen für den Kurbetrieb in Bad Hersfeld.
Erste Erwähnungen eines Heilwassers stammen aus dem 16. und 17. Jahrhundert. Neu erschlossen wurde die Lullusquelle 1904, der Vitalisbrunnen 1949 erbohrt. Zu diesem Zeitpunkt bekam die Stadt das Prädikat Heilbad verliehen. Der Kurbetrieb begann dann Anfang der 20. Jahrhunderts mit der Eröffnung des Kur- und eines Badehauses für Trink- und Badekuren.

Beide Quellen fließen sowohl im Kurhaus als auch im Quellpavillon am Eingang des Kurbezirks wenige 100 m südöstlich der Altstadt. Beim Lullusbrunnen handelt es sich um eine eisen- und fluoridhaltige Natrium-Calcium-Sulfat-Quelle mit einer Wassertemperatur von 15 °C. Damit werden funktionelle Störungen der Gallenwege und Beschwerden nach entsprechenden Operationen behandelt. Außerdem sind Anwendungen bei chronischer Verstopfung des Darms angezeigt.

Das 20 °C warme Thermalwasser des Vitalisbrunnens besteht aus fluoridhaltigem Natrium-Chlorid-Sulfat. Es dient ebenso zur Behandlung von Beschwerden der Gallenwege und zusätzlich zur Anregung der Gallen- und Bauchspeicheldrüsensekretion. Weitere Indikationen liegen bei Rheuma, Stoffwechselstörungen, Erkrankungen des Haltungs- und Bewegungsapparates sowie des Nervensystems vor.

Die Fach- und Reha-Kliniken befinden sich im südlichen Kurparkbereich: Mit der Vitalisklinik hat das Heilbad ein bundesweit anerkanntes Zentrum für Rehabilitationen bei Magen-Darm- und Stoffwechselerkrankungen. Die Klinik am Hainberg ist auf Reha-Maßnahmen in Sachen Psychosomatik und Psychotherapie spezialisiert. In der Median-Klinik Wigbertshöhe werden alkohol-, medikamenten- und glücksspielsüchtige Menschen behandelt und rehabilitiert.

Besonderheiten:

Im Heilbad steht ein reichhaltiges Erholungs- und Erlebnisangebot bereit. Weit überregional bekannt sind die jeden Sommer stattfindenden Bad Hersfelder Festspiele, ein Freiluft-Theaterfestival in der altehrwürdigen Stiftsruine. Für ruhelosere Interessenten findet Mitte Oktober das Lullusfest, eines der ältesten Volksfeste Deutschlands, mit insgesamt bis zu 500.000 Besuchern zu Ehren des Stadtgründers statt.

Ein Juwel für Geist und Sinne ist der 6,5 ha große Kurpark mit Kurhaus, Wandelhalle und Quellpavillon. Er wurde zu seinem 100-jährigen Jubiläum 2006 mit einem Gartenband aus verschiedenen Themengärten als „Park der Jahreszeiten“ neu gestaltet.

Als wahrer Entspannungstempel fungiert die „Kurbad-Therme“, ebenfalls im Kurpark gelegen. Es handelt sich um eine wahrhaft reichhaltige Wellness-Oase mit Odorium, griechischem Bad, Wassergrotte, verschiedenen Saunen, Hamam, 31 °C - Bewegungsbecken und vielem mehr.

Sehenswert ist auch das Konrad-Duden-Museum am Neumarkt 31, dem ehemaligen Wohnort von Dr. Konrad Duden, der von 1876 bis 1905 Direktor am königlichen Gymnasium zu Hersfeld war und das (auch heute noch) in Deutschland wohl bekannteste Buch publizierte.

Landkreis Fulda

Bad Salzschlirf

Fun mit Schlamm, Sole zum Wohle

Ortscharakter:

Bad Salzschlirf liegt an den nordöstlichen Ausläufern des Vogelsbergs, acht km östlich von Lauterbach und 15 km nordwestlich vom Oberzentrum Fulda entfernt. Die Gemeinde mit 3.500 Einwohnern hat keine weiteren Ortsteile. Ihre naturräumlich begünstigte Lage in einem Talkessel auf 250 m Höhe, der Einschnitte anderer Täler aufweist, sorgt wie eine Klimaanlage für durchziehende Winde und verhindert dadurch Luftstaus, sodass keine drückende Schwüle im Sommer auftritt und insgesamt mildere klimatische Verhältnisse vorherrschen. Aufgrund dieser Lagegunst findet die Apfelblüte im nahen Umland früher statt als in den weiter entfernt liegenden Ortschaften.

Die erste urkundliche Erwähnung ist auf das Jahr 885 mit der Kirchenweihe datiert. Der Fußweg zur Kirche, auch als „Malerwinkel“ bezeichnet, ist gesäumt von blitzblank restaurierten Fachwerkhäusern. Der sich halbmondförmig in Nord-Süd-Richtung aus- dehnende Kurpark verläuft am östlichen Rand des Ortskerns. Hier mündet das Flüsschen Altefeld in die Lauter und bildet durch die in diesem idyllischen Raum als „Flusshochzeit“ bezeichnete Vereinigung schließlich den Fluss Schlitz.

Heilmittel und Indikationen:

Der Kurort fungiert sowohl als Sole- wie auch als Moorheilbad. Im Jahr 1838 erkannte der Arzt Eduard Martiny die Heilkraft der Vulkansole aus dem Vogelsberg und ließ den ersten Solebrunnen (Bonifatiusbrunnen) bohren. Seit dieser Zeit ist der Ort als Heilbad anerkannt. Weitere Brunnen folgten 1844 (Martinybrunnen), 1911 (Kurhausbrunnen) und 1973 (Hermann-Vollrath-Brunnen). Damit ist Bad Salzschlirf eines der ältesten Heilbäder in Hessen.
Es handelt sich um eisen- und kohlensäurehaltige Natrium-Chlorid-Solen, die aus einer Tiefe von 70 m gefördert werden. Vielfältig sind die Anwendungsmöglichkeiten: Hautkrankheiten wie Neurodermitis und Schuppenflechte, Nieren- und Blasenbeschwerden, Stoffwechselstörungen, Verdauungsprobleme, Rheuma, Gicht, Arthrose oder auch Herz-Kreislauf-Erkrankungen können hier durch Soletherapien behandelt werden.
In seiner Funktion als Moorheilbad verfügte Bad Salzschlirf seit 1967 über ein zentrales, mehrstöckiges Moorbadehaus, das im Zuge verringerter Kurgenehmigungen durch die Sozialversicherungsträger jedoch geschlossen wurde. Heute werden Moorbäder und -packungen in verschiedenen Rehabilitations- und Fitnesskliniken angeboten, eine Spezialität des Kurortes. Der Torfschlamm eines Moorbades enthält verschiedene Mineralien: Magnesium wirkt krampflösend, Kalzium hilft gegen Osteoporose, Kupfer lindert rheumatische Erkrankungen und ist entzündungshemmend. Huminsäure bindet Stresshormone und entgiftet.
Der Badetorf, erhitzt auf bis zu 45 °C, erzeugt ein künstli-

ches Heilfieber, auf das der Körper reagiert, seinen Stoffwechsel aktiviert und sein Immunsystem sowie die Selbstheilungskräfte mobilisiert und stärkt. Burnout-Syndrome können hierdurch ebenfalls behandelt werden. Moorbäder sind außerordentlich anstrengend und bedürfen anschließend langer Ruhephasen.
Hauterkrankungen werden in der „Tomesa-Fachklinik“ rehabilitiert, für orthopädische und neurologische Beschwerden ist die „Naturana Reha-Klinik“ zuständig. In der „Reha-Klinik Dr. Wüsthofen“ stehen psychosomatische und ebenfalls orthopädische Rehabilitationen auf stationärer und ambulanter Basis im Vordergrund. Sie befinden sich alle in unmittelbarer Nähe zum Kurpark.

Besonderheiten:

Hinsichtlich der Erfüllung von Freizeitbedürfnissen bietet Bad Saltschlirf mit dem im Jahre 1838 von Martiny angelegten und später von den Schöpfern des Frankfurter Palmengartens, den Gebrüdern Siesmayer, neu gestalteten Kurparks ein vielfältiges Angebot verschiedener Grünanlagen. Bunte Blumenbeete, ein Kräutergarten und alte Baumbestände laden zum Entspannen und Erholen ein. Herzstück und einer der Hauptanziehungspunkte ist der gemütliche Gradier-Pavillon, ein Gradierwerk im Mini-Format. Kurkonzerte runden die visuellen Eindrücke im Reich der Sinne akustisch ab.

Die Mariengrotte oberhalb des östlichen Ortszentrums stellt eine beleuchtete Nachbildung der Grotte von Lourdes dar. Von dieser Anhöhe aus hat man einen wunderbaren Ausblick auf das Heilbad und seine Umgebung.

Das Freizeit- und Erlebnisbad südlich des Kurparks ist beheizt. Es ist ein alternatives Badeangebot zu der seit 2017 geschlossenen Aquasalis-Therme im Weidenpark, die nach europäischer Ausschreibung und Klarheit zur Finanzierung in absehbarer Zeit völlig neu errichtet werden soll.

Gersfeld

Kneipp-Heilbad unter Hessens höchstem Berg

Ortscharakter:

Nahe am Fuß der Wasserkuppe in der Rhön liegt Gersfeld im Fuldatal, unweit der Quelle der Fulda auf fast 500 Meter, also etwa auf halber Höhe des höchsten Berges in Hessen (950 m über NHN).

Der Kurort mit rund 5.500 Einwohnern ist 20 km südöstlich von Fulda entfernt und bildet mit dieser Kreisstadt im Mittelpunkt eine fast lineare Achse zum nordwestlich gelegenen Bad Salzschlirf. Gersfeld setzt sich aus der gleichnamigen Kernstadt (2.600 Bewohner) und noch zwölf weiteren Ortsteilen im unmittelbaren Umland zusammen.

Erstmals im Jahr 944 urkundlich genannt erhielt das heutige Heilbad im Dezember 1359 das Stadt- und Marktrecht unter Gestattung von Kaiser Karl IV. verliehen. Das heutige Stadtbild wird zum einen von drei Schlössern geprägt, die den Schloss- und Kurpark umgeben: dem Oberen (15. Jh.), Mittleren (16. Jh.) und dem Unteren Schloss (Barockschloss) aus dem 18. Jahrhundert.

Zum anderen sind die in der Altstadt, den historischen Marktplatz umgebenden, herrlich anzuschauenden Fachwerkhäuser aus dem 17. und 18. Jahrhundert sehenswert. Abgerundet wird das Bild von einer der bedeutendsten evangelischen Barockkirchen Hessens aus der zweiten Hälfte des 18. Jahrhunderts. Sie befindet sich am südlichen

Rand des Schlossparks, nur wenige Meter vom Barockschloss entfernt.

Indikationen:

Gersfeld ist nicht nur Kneipp-Heilbad sondern seit 2015 auch Heilklimatischer Kurort. Im Rahmen der ortsspezifischen Therapieform „Kneippphysiotherapie“ werden als ergänzende Maßnahmen unter anderem Bewegungsbäder, Atemgymnastik, Elektrotherapie, Inhalationen, Lymphdrainagen oder auch medizinische Bäder angeboten.

Behandelbar sind Atemwegserkrankungen, Herz-, Gefäß- und Kreislaufbeschwerden, Rheuma, Erkrankungen des Bewegungsapparates, Nerven-, Haut- und psychosomatische Leiden. Als spezielle Indikation aufgrund besonderer Therapiestrukturen wird eine onkologische Nachsorge durchgeführt.

Insgesamt stehen zwei Bade- und zwölf Fachärzte aus den verschiedensten Gebieten wie Gynäkologie, Urologie, Orthopädie, Innere Medizin, Naturheilverfahren, rehabilitative und physikalische Medizin zur Verfügung.

Als Fachklinik für orthopädische und verhaltensmedizinische Rehabilitation fungiert die „Acura Rhön Klinik Gersfeld“ am Schlosspark. In unmittelbarer Nähe befindet sich die „Schlossparkklinik Dr. von Rosen“, einer herrlichen Parkvilla mit verschiedenen Kur-Angeboten. Das Spektrum reicht von Fasten- über Schmerz-, Borreliose- bis hin zu sogenannten Burnout-Kuren. Die gesetzlichen Krankenkassen übernehmen hierbei durch Vereinbarung mit der Klinik Kosten einer Reha-Vorsorgekur.

Besonderheiten:

Im Schloss-/Kurpark steht eine Kneippanlage mit Wassertret- und Armbadbecken zum individuellen Gebrach zur Verfügung. Für weitere Bewegung im Wasser sorgen zwei schön gelegene Freibäder, eines in der Kernstadt, das andere im Ortsteil Dalherda, 7 km südwestlich der Kernstadt.

Fast nur ein Katzensprung, nämlich zwanzig Minuten Fußweg in südöstlicher Richtung, läuft man vom Ortskern bis zum Wildpark. Hier leben 50 Tierarten mit insgesamt mehr als 150 Tieren in ihrem natürlichen Umfeld. Der Park gehört zu den schönsten Hochwildschutzanlagen in Deutschland.

Mehrere zertifizierte Heilklimawege sowie zahlreiche, herrliche Wanderwege bieten abwechslungsreiche Bewegungsmöglichkeiten. Die etwa 500 zu bewältigenden Höhenmeter hinauf zur Wasserkuppe lohnen sich mehrfach: Sommerrodelbahnen und der Rhönbob in den wärmeren Jahreszeiten, Ski- und Rodelspaß im Winter sowie Fliegen jederzeit. Der Berggipfel wird als „Wiege des Segelflugs“ bezeichnet. Dort oben befindet sich ein Segelflugzentrum mit der ältesten Segelflugschule der Welt, eine Gleitschirmflugschule sowie ein Segelflugmuseum.

Heilbäder in Mittelhesen

(Regierungsbezirk Gießen)

Landkreis Marburg-Biedenkopf

Bad Endbach

Vom Kuh- zum Kurdorf

Ortscharakter:

Das gleich zweifach prädikatisierte Kneipp- und Thermalheilbad befindet sich in der bis zu 600 m hohen Mittelgebirgsregion des Gladenbacher Berglands auf 300 Höhenmeter. Es liegt zwischen Marburg (15 km Luftlinie) und Dillenburg (20 km) im Hessischen Hinterland.

Rund 8.000 Einwohner leben hier verteilt auf insgesamt acht Ortsteile, von denen der namensgebende Hauptort Endbach zusammen mit dem etwa gleich großen Hartenrod etwas mehr als die Hälfte der Gesamtbevölkerung stellt.

Endbach hat eine rund 1.200 Jahre andauernde Geschichte und ist damit etwa 200 bis 300 Jahre älter als die Rodesiedlung Hartenrod. Die Gesamtgemeinde in der heutigen Form hat sich in ihrer politisch-klerikalen Struktur seit Mitte des 14. Jahrhunderts nicht verändert und kann somit auf eine 650-jährige gemeinsame Historie schauen.

Die Stadt wird von dem Flüsschen Salzböde durchflossen, in das der namensgleiche Endbach mündet. Entlang des Salzbödetals dehnt sich auf beiden Uferseiten der Kur- und Kneippkurpark inmitten des Ortskerns aus.

Heilquellen und Indikationen:

Schon in den 1950er Jahren strebte Endbach eine konsequente Entwicklung des Kneippschen Heilverfahrens an. Diese Anstrengungen führten 1955 zunächst zur Anerkennung als Kneippkurort. Seit 1970 ist Bad Endbach als Kneipp-Heilbad prädikatisiert.

Im Jahr 2017 kam das Prädikat Thermalheilbad, verliehen vom hessischen Minister für Wirtschaft, hinzu. Im heutigen Kneippkurpark wurde 2002 in 950 m Tiefe eine hochwertige, außerordentlich mineralstoffreiche Thermalquelle mit einer Temperatur von 21 °C erbohrt, welche den Weg für diese neue Anerkennung ebnete.

Sowohl als Prävention zur Vorbeugung sowie auch als Rehabilitation zur Heilung sind vielfältige Indikationen angezeigt: Rheuma, Migräne, Erkrankungen der Wirbelsäule, Gelenke, Arterien und Venen, Herz-Kreislauf-Beschwerden, Blutdruckanomalitäten, Muskelverspannungen und Haltungsschäden.

Mit der „Hessischen Berglandklinik“ für postoperative und konservative Frührehabilitation bei chronischen Erkrankungen des Bewegungsapparates und für Geriatrie sowie dem „Rheumazentrum Mittelhessen“ für stationäre und ambulante Anschlussheilbehandlungen und Rehabilitationen verfügt das Heilbad über zwei renommierte Kliniken.

Besonderheiten:

Das kleine Museum „Rheumatikum“ im Rheumazentrum bietet eine Dauerausstellung zur Volkskrankheit Rheuma. Hier werden anschauliche Informationen zu den Ursachen und Therapien derartiger Beschwerden gegeben.

Interessant ist auch das Kneippmuseum im Kunst- und Kulturhaus „Alte Schule“. Es verdeutlicht gewissermaßen die Entwicklung von einer rein landwirtschaftlich geprägten Ortschaft zu einem heilwirksamen Kurort seit dem Ende der 1940er Jahre.

In der östlichen Hälfte des zwei Hektar großen und zwei km langen Kurparks, am Kur- und Bürgerhaus, finden Kurkonzerte statt. Dort sind auch die Wasserspiele zu erleben. Weiter westlich, Richtung Kneippkurpark, führt ein 550 Meter langer Barfuß-Erlebnis-Pfad über Holz-, Sand-, Kiesel-, Lehm- und Wiesenbeläge mit Beginn an einem der vielen Wassertretbecken. Am Parkende gelangt man schließlich zum Brunnenhaus und zur Lahn-Dill-Bergland-Therme.

Diese Therme besticht mit insgesamt sechs Becken im Außen- und Innenbereich (bis zu 34 °C Thermalwassertemperatur), einer weitläufigen Saunawelt, dem Therapiezentrum mit zahlreichen medizinischen Anwendungsoptionen, einem Fitness- und Wellnesscenter sowie einigen weiteren Entspannungs- und Erholungsmöglichkeiten.

Vogelsbergkreis

Herbstein

„Quell des Lebens“

Ortscharakter:

Im östlichen Teil des Vogelsbergs, auf einem ehemaligen Vulkanbasaltkegel, thront das Thermalheilbad Herbstein schon weit sichtbar auf 460 Meter Höhe, gut 20 km westlich von Fulda entfernt. Knapp 5.000 Einwohner leben im Kernort und den sieben weiteren Ortsteilen, welche gut die Hälfte der gesamten Bevölkerungszahl auf sich vereinen.

Die Kernstadt findet ihre erste urkundliche Erwähnung im Jahr 1011, das Stadtrecht erhielt sie 1262. Aufgrund der mehrere hundert Jahre andauernden Zugehörigkeit zum Fürstbistum Fulda als Enklave auf protestantischem Gebiet leben hier überwiegend Katholiken, während die Gläubigen der 1971/72 eingemeindeten, umliegenden Dörfer mehrheitlich evangelisch sind.

Das überaus reizvolle Ortsbild ergibt sich aus der Ringbauweise innerhalb der Altstadt, die von einer begehbaren Ringmauer umschlossen wird. Darin liegen die Häuser in Kreisform längsseitig nebeneinander. Die wehrhafte Gestalt dieser Anordnung, in deren Mitte sich die katholische Stadtpfarrkirche St. Jakobus befindet, ist mit ihren drei Wehrtürmen auf der Ringmauer nicht zu übersehen.

Das prächtige Rathaus auf dem Marktlatz am östlichen

Rand der Altstadt ist mit seinem markanten Fachwerk ein Kulturdenkmal. Es wurde 1910 nach der Vernichtung durch den großen Brand im Jahr 1907 neu errichtet.

Heilquellen und Indikationen:

Das seit 1976 aus 1.000 Meter Tiefe erbohrte, am Austrittsort 31,5°C warme, fluorid- und magnesiumhaltige Calcium-Natrium-Sulfat-Thermalwasser ist vulkanischen Ursprungs. Es handelt sich um die höchstgelegene Heilquelle in Hessen, deren Förderung entscheidend für die Prädikatsverleihung im Jahr 2000 war.

Das Wasser hat heilende, lindernde und vorbeugende Wirkung durch innere und äußere Anwendungen. Es dient insbesondere der Aktivierung körpereigener Kräfte, also des Immunsystems, der Unterstützung von Stoffwechsel- und Organfunktionen (Trinkkuren) sowie denen des Bewegungsapparates (Badekuren).

Weitere Indikationen gelten für Herz-Kreislauf- und rheumatische Beschwerden, Haut- und Atemwegserkrankungen, Erschöpfungs- und Schwächezustände, Nierenleiden sowie für Erkrankungen des Nervensystems.

Besonderheiten:

In Herbstein existiert seit dem Hochmittelalter ein zehn Meter tiefer Gewölbekeller in Form eines Systems aus

Gängen und Kellern, der im 13. Jahrhundert in die innerhalb der Ringmauer vorhandenen, 1642 zerstörten Burganlage integriert wurde. Die einfach zu bearbeitende, vulkanische Masse aus Tuffgestein konnte damals problemlos ausgehöhlt werden. Im Jahr 1975 wurde der Keller restauriert und ist heute für Besichtigungen und Trauungen freigegeben.

Der annähernd 10 Hektar umfassende Kurpark nördlich des Ortszentrums mit einem wunderschönem Teich nebst großer Fontäne ist eine erholsame Begegnungsstätte innerhalb einer ausgedehnten Wald- und Wiesenlandschaft.

Unmittelbar an dessen nordöstlichem Rand liegt das Thermal-Bewegungsbad „Vulkantherme", in dessen Vorhalle ein Trinkbrunnen zur Kostprobe des Heilwassers einlädt. Physiotherapie, Badearztpraxis, Vulkansauna, Wassergymnastik, barrierefreier Badebereich, Solarien - hier ist alles vorhanden, was das (Bade-) Herz begehrt.

Sehenswert und lehrreich ist das Fastnachts- und STATT-Museum, in dem die bewegte Stadtgeschichte veranschaulicht wird. Das gilt insbesondere auch für die Feuersbrunst von 1907, welche visuell und hörbar durch Bewegungsmelder nachvollzogen werden kann. Die Darstellung der 300-jährigen Fastnachtsgeschichte Herbsteins ist ebenso interessant.

Landkreis Limburg-Weilburg

Bad Camberg

Erfahrener Oldie unter den Kneipp-Heilbädern

Ortscharakter:

Bad Camberg, 25 km nördlich von Wiesbaden im Hintertaunus, inmitten der äußerst fruchtbaren Lössböden des „Goldenen Grunds“ gelegen, ist mit 14.000 Einwohner in sechs Stadtteile gegliedert. In der Kernstadt leben etwa die Hälfte aller Bürger.

Erstmals im Jahr 1018 urkundlich erwähnt, erhielt Camberg 1365 die vollen Stadtrechte. Innerhalb der schönen Altstadt, insbesondere rund um den Marktplatz, stehen bis zu 600 Jahre alte, reich verzierte, restaurierte Fachwerkhäuser mit dem Amtshof als einem der gewaltigsten hessischen Fachwerkbauten. Er wurde zwischen 1605 und 1670 sukzessive errichtet.

Seit 1927 ist die Stadt Kneipp-Kurort, zehn Jahre später erhielt sie die Auszeichnung zum „Anerkannten Heilbad“. Als „Staatlich anerkanntes Kneippheilbad“ fungiert Camberg nach neuer Definition seit 1977. Vor diesem Hintergrund handelt es sich um das älteste Kneipp-Heilbad Hessens und das Drittälteste in Deutschland.

Das Wahrzeichen der Stadt wie auch der Region ist die zwischen der Kernstadt und dem nordöstlichen kleinen Ortsteil Schwickershausen auf einem Berg befindliche

Kreuzkapelle aus dem 17. Jahrhundert. Von hier oben, auf 330 Höhenmeter, hat der Besucher einen herrlichen Panoramablick auf Bad Camberg und seine Umgebung.

Indikationen:

Eine Kneippkur in Bad Camberg verspricht insbesondere bei orthopädischen, osteologischen, psychosomatischen und neurologischen Leiden vielversprechende Erfolge. Hierfür stehen auch zwei ausgezeichnete Rehabilitations- und Fachkliniken mit vielfältigen Behandlungsmöglichkeiten zur Verfügung: Die „Median Hohenfeld-Klinik“ für orthopädische und psychosomatische Rehabilitationen sowie die Medical Park-Klinik für neurologische Rehabilitation. Zwei Bade- und 20 Gebietsärzte kümmern sich um Kurgäste und Patienten.

Ortsspezifische Therapien sind außer der klassischen Kneippphysiotherapie auch Packungen aus dem hiesigen Lösslehm des „Goldenen Bodens“.

Diese Lehmpackungen mit den Bestandteilen Silizium, Eisen, Aluminium, Calcium, Kalium und anderen Mineralien werden seit mehr als 80 Jahren zur Vorbeugung und Rehabilitation von Herz-, Gefäß-, Kreislauf-, Haut- und Stoffwechselbeschwerden sowie bei Erkrankungen des Bewegungsapparates eingesetzt. In Kombination mit den üblichen Anwendungen nach Kneipp ist solch eine Therapieform nach den jahrzehntelangen Erfahrungen in Bad Camberg außerordentlich erfolgreich.

Besonderheiten:

Der drei Hektar große und 400 m lange Kurpark befindet sich nur wenige Gehminuten östlich der Innenstadt. Als Parkanlage wurde er bereits im 18. Jahrhundert angelegt. Neben altem Baumbestand und Wasserspielen enthält er auch einen 800 m² großen Kneippkräutergarten mit vierzehn Beeten, von denen jedes Einzelne den verschiedenen kneippschen Anwendungsgebieten entspricht. Hierzu informiert auch ein Rundweg in Gestalt eines Lehrpfads zur 5-Säulen-Philosophie von Sebastian Kneipp.

Die zur Körperimmunisierung und Abhärtung errichteten Wassertret- und Armbadanlagen sind, wie es sich für ein Kneipp-Heilbad gehört, dort natürlich ebenfalls vorhanden.

Ein kleines Hallenbad im Kurhaus Bad Cambergs lädt im Herbst und Winter bei einer Wassertemperatur von 30 °C zum Baden und Wohlfühlen ein. Im Frühjahr und Sommer öffnet das Freibad, nur wenige hundert Meter südöstlich der Innenstadt, mit ausgedehnten Wasserflächen inklusive eines beheizten Beckens entlang des Emsbachs.

Mehr als zwei Dutzend Rundwanderwege sowie vier Terrainkurwege sind in einer Wanderkarte verzeichnet, die für Kurgäste kostenlos erhältlich ist. Die Terrainkurwege sind speziell auf bewegungstherapeutische Maßnahmen ausgerichtet.

Heilbäder in Süd- und Südosthessen
(Regierungsbezirk Darmstadt)

Wetteraukreis

Bad Salzhausen

Zauberhaft in Physiognomie und Heilung

Ortscharakter:

Unter dem Wetterauer Bäderdreieck nimmt das oberhessische Bad Salzhausen eine besondere Stellung ein. Der Ort mit seinen rund 600 Einwohnern ist Stadtteil von Nidda und zwei km westlich von dessen Zentrum entfernt. Es ist das kleinste Heilbad Hessens, zugleich aber eines der ältesten Soleheilbäder Deutschlands mit einem zauberhaften Ambiente in sehr ruhiger, angenehmer, beschaulicher Lage. Kein hektisches Getriebe, keine störenden, lauten Geräusche werden bei Ankunft im Ort wahrgenommen: Die Kurstraße, als „Hauptverkehrsader" durch den ganzen Ort führend, ist auf eine maximale Geschwindigkeit von 7 km/h (!) beschränkt. Das ist traumhaft, zumal diese ohnehin schon schmale Straße, gesäumt von wunderbaren alten Villen, zusätzlich noch über weitere verkehrsberuhigte Zonen verfügt. Nur manchmal verirrt sich ein Traktor aus dem noch landwirtschaftlich geprägten Nachbarort Geiß-Nidda in diese ganz andere Welt.

Zentraler und prägender topographischer Mittelpunkt ist der 52 Hektar große, herrliche Kurpark, unterteilt in den oberen (nordwestlich der Kurstraße) und unteren, südöstlichen Teil. Dessen Gesamtgröße entspricht somit mehr als einem Drittel der Gemarkungsfläche Bad Salzhausens. Auch das ist einzigartig. Er wurde bereits Anfang der 19.

Jahrhunderts, als sich die Salzgewinnung nach und nach immer weniger lohnte, angelegt.

Ein Gradierwerk zu Inhalationszwecken, ein historisches Wasserrad aus der Salzsiederzeit zum Betrieb von Pumpen sowie mehrere Quellen mit Verkostungsmöglichkeit sind im unteren Parkteil vorhanden. Weiter hinauf in Richtung des idyllisch gelegenen historischen Bahnhofs geht es zum oberen Teil mit dem Skulpturenpark und dem Park der Bäume.

Die erste Erwähnung des Ortes als „Salzhusen" geht bis in das 12. Jahrhundert zurück. Daraus lässt sich schließen, dass Salz dort schon damals eine (wenn auch noch bescheidene) wirtschaftliche Rolle spielte. Urkundliche Erwähnung finden die Salzquellen jedoch erst 1446. Bereits gegen Ende des 16. Jahrhunderts wurde die Gewinnung des kostbaren Konservierungsmittels anstelle des bis dahin gebräuchlichen Siedens in Pfannen nun durch Gradierung bewirkt. Bei diesem Vorgang verdunstet Sole, die über Stroh oder Reisig rieselt, wobei dann das begehrte Mineral zurückbleibt.

Der allmähliche Übergang zum Kurbad erfolgte schließlich 1821 mit der Eröffnung eines Badehauses. Justus von Liebig, Chemieprofessor an der Uni Gießen, analysierte das Salzhausener Solewasser und kam im Juli 1825 unter anderem zu dem folgenden Schluss:
„....man kann über die wirklich merkwürdigen Wirkungen dieser Sole nicht den mindesten Zweifel hegen, ich habe mich selbst durch den Augenschein überzeugt, dass Leute

durch 20-30 Bäder, nachdem sie in Wiesbaden und Ems vergeblich gebadet hatten, in Salzhausen vollkommen wiederhergestellt worden sind.....“.

Zauberhaft im wahrsten Sinne des Wortes! Wie schön, wenn das heute noch so wäre.....

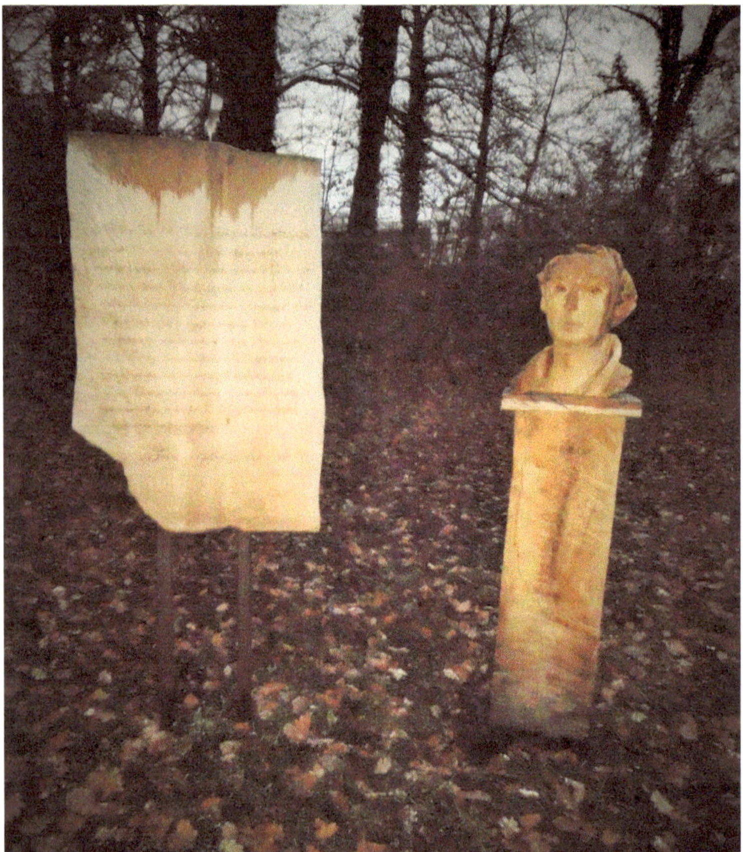

Holz-Skulptur Justus von Liebig mit Gedenktafel seiner Solebewertung im oberen Kurpark

Heilquellen und Indikationen:

Die Heilkraft der Solequellen in Bad Salzhausen ist seit 200 Jahren bekannt. Heute sprudeln derer sechs in räumlich enger Nähe aus dem Erdreich. Trotzdem sie so nah im Kurpark beieinander liegen, sind sie in ihrer Zusammensetzung doch verschieden. Der Grund hierfür ist in der jeweils andersartigen vertikalen Schichtungsfolge der einzelnen Gesteinsarten, durch die die sechs Solen fließen, zu finden.

Es handelt sich dabei um schwach über mittel bis stark mineralisierte, teilweise kohlensäurehaltige Natrium-Chlorid-Wässer zu Bade-, Trink-, Gurgel- und Inhalationskuren mit Temperaturen zwischen 11 und 18 °C.

Sie werden bei chronischen Atemwegserkrankungen (Inhalation und Gurgeln), Mineralstoff- und Eisenmangel, Stoffwechselstörungen, Anämie, funktionellen Störungen des Magens und Dickdarms, Osteoporose, Harnwegsinfekten und Appetitmangel (Trinkkuren), Rheuma und Kreislaufstörungen (Bäder) angewendet.
Im Heilbad stehen drei verschiedene Kliniken zur Verfügung: Die „Asklepios-Klinik“ für neurologische (Früh-) Rehabilitationen, die orthopädisch-internistische Rehabilitationsklinik „Rabenstein“ sowie die „Fachklinik Dr. Herzog“ für integrative Onkologie mit der Möglichkeit therapeutischer Hyperthermie.

Bad Salzhausen erwägt in naher Zukunft auch den Sprung der Prädikatisierung zu einem Kneippkurort und, mit späterer Option, sogar zum Kneipp-Heilbad. Im Kurpark steht bereits seit Frühjahr 2019 ein kleines mobiles Wassertretbecken, das für die Öffentlichkeit bis in den Herbst hinein genutzt werden kann. Ein weiters tolles Angebot für Kurgäste und Besucher, sofern sie kurze Hosen vorrätig haben und sich nicht scheuen, im „Storchenschritt“ durchs Wasser zu waten.

Besonderheiten:

Mit der Justus-von-Liebig-Therme hat das kleine Heilbad ein kleines aber feines Juwel für badefreudige Gäste. Das Solebewegungsbad ist mit einem Außen- und Innenbecken und Wassertemperaturen bis 32 °C ausgestattet.
Hier befindet sich auch eine Salzgrotte, deren Wände aus Himalaya-Salz bestehen. Ebenfalls mit Salz ausgelegt ist der gesamte Grottenboden. Ähnlich wie am Sandstrand sinkt man hier, allerdings mit obligatorischen, speziellen Socken ausgestattet, beim Laufen sanft ein und genießt den durch Ultraschall versprühten, feinen Salznebel. Eingeatmet schafft er Linderung bei Atemwegserkrankungen wie Asthma und Bronchitis sowie bei Hauterkrankungen und Allergien.

Das um 1600 zur damaligen Salzgewinnung errichtete Gradierwerk im unteren Kurpark wurde 2018/19 vollständig renoviert und erstrahlt seitdem in neuem Glanz. Mehrere Rundgänge durch den Wandelgang zur Inhalation der durch Schwarzdornzweige rieselnden, verdunstenden Sole wirken äußerst entspannend auf die Atemwege.

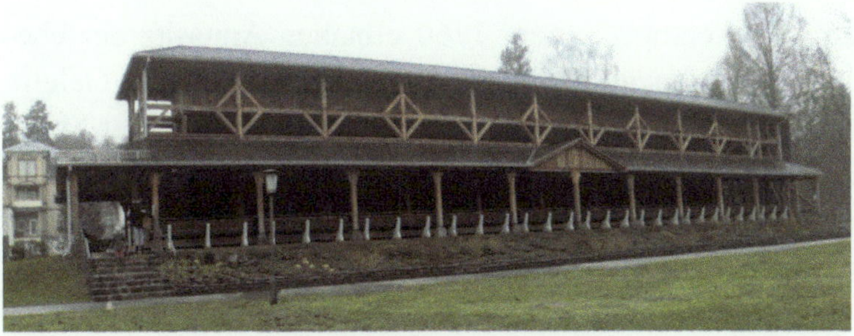

Gradierwerk Bad Salzhausen

Ein weiteres historisches Bauwerk aus der Salzsiederzeit ist am unteren Kurparkrand zu finden. Es handelt sich um ein 1776 errichtetes Wasserrad, mit dessen Energie über ein Gestänge Pumpen zur Soleförderung betrieben wurden. Diese auch als „Wasserkunst" bezeichnete Anlage ist ein beeindruckendes Zeugnis früherer Ingenieurskunst.

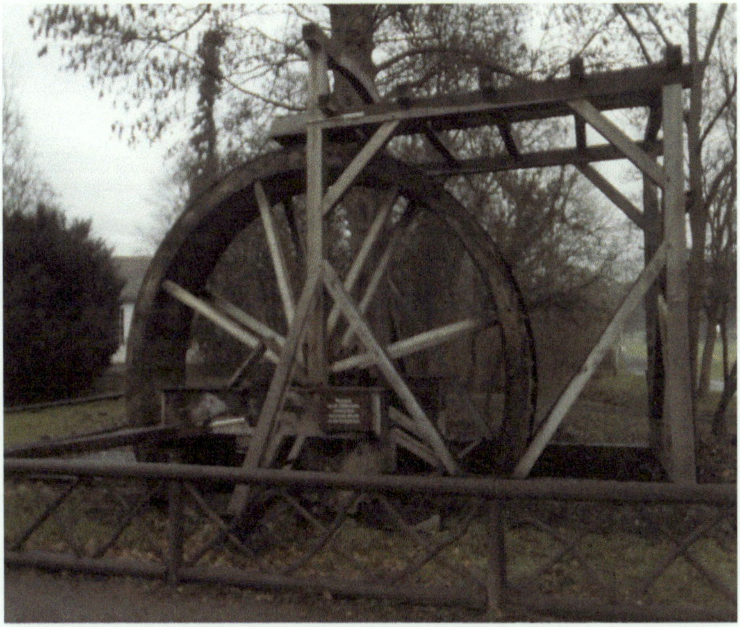

Historisches Wasserrad Bad Salzhausen

Im Glockenturm, einem 1760 erbauten Amtssitz der ehemaligen Salinendirektoren, ist eine Malschule und Galerie untergebracht. Hier arbeitet und lehrt der Frankfurter Maler Dieter Schiele, ein Großneffe des bedeutenden Künstlers Egon Schiele, unweit des Gradierwerks. Seine zahlreichen Tierbilder, insbesondere Pferde und Jagdvögel, sind beeindruckende Exponate.

Bad Nauheim
Heilbad des Jugendstils

Ortscharakter:

Innerhalb des Bäderdreiecks Wetterau blickt die große Heilbadschwester von Bad Salzhausen auf ein ehemals internationales Renommee als Kurstadt zurück. Heilbad seit 1823, entwickelte sich Bad Nauheim, am Nordrand des Taunus gelegen, nach der Entdeckung der Heilquelle „Großer Sprudel“ bis zur Jahrhundertwende zu einem Kurort von Weltrang. Die erste Erwähnung der Stadt mit gegenwärtig etwas über 30.000 Einwohner ist auf die Zeit um 900 datiert. Anfang 2011 erhielt Bad Nauheim auch das Prädikat „Kneippkurort“ und steuert zukünftig die Anerkennung zum Kneipp-Heilbad an.

Fachwerkhäuser aus dem 17. und 18. Jahrhundert prägen das Stadtbild ebenso wie die späteren Jugendstilbauten, allen voran der Sprudelhof mit der Heilquelle in seinem Zentrum. Dieser bildet zusammen mit dem neoklassizistischen Bahnhofsgebäude im Osten eine wunderbare Blickachse entlang des Kurparks zu dem westlich in 270 m Höhe gelegenen Johannisberg.

Der 200 Hektar große Kurpark liegt als „grüne Lunge“ im Zentrum der Stadt und wurde von Heinrich Siesmeyer als englischer Landschaftsgarten konzipiert. Um diesen gesamten Innenstadtkomplex herum befinden sich luxuriöse Villenviertel und mondäne Hotels. Kaiser und Kaiserin, Zaren und Persönlichkeiten wie Otto von Bismarck, Richard Strauss oder Albert Einstein hielten hier einst Einzug.

Heilquellen und Indikationen:

Zentrale Quelle im Mittelpunkt des Wahrzeichens von Bad Nauheim, dem Sprudelhof, ist der „Große Sprudel“, zu dem sich noch zwei weitere Quellen, der „Friedrich-Wilhelm-Sprudel“ (auch „Kleiner Sprudel“ genannt) und der „Ernst-Ludwig-Sprudel“ gesellen. Alle drei Brunnen sind eisen- und kohlensäurehaltige Thermalsolen mit Temperaturen zwischen 30 und 33 °C. Sie werden als Badekuren zur begleitenden Therapie und Vorbeugung bei Gefäß-, Haut- und Herz-Kreislauf-Beschwerden eingesetzt. Außerdem lindern sie rheumatische Erkrankungen und Rückenschmerzen.

Bei fünf weiteren Quellen, die insbesondere für Trinkkuren genutzt werden, handelt es sich um Natrium-Chlorid-Säuerlinge mit jeweils verschiedenen anderen Komponenten. Drei davon befinden sich in der Trinkkuranlage, die beiden anderen im Stadtteil Schwalheim, knapp zwei Kilometer südöstlich der Innenstadt. Sie fördern die Durchblutung der Magenschleimhaut, begünstigen Verdauungsprozesse, helfen gegen Sodbrennen und unterstützen die Magen- und Darmmotorik. Weiterhin eignen sie sich hervorragend für die Durchspülung des gesamten Organismus, sorgen also gewissermaßen für eine innere, grundständige Reinigung.

Mit einem Dutzend Kliniken und Reha-Zentren bietet Bad

Nauheim ein umfassendes gesundheitliches Versorgungsangebot auch auf überregionaler Ebene. Fachkliniken für Urologie, Innere Medizin, Orthopädie, Psychosomatik, Psychotherapie oder Sportmedizin vervollständigen das infrastrukturelle Bild der Kur- und Gesundheitsstadt.

Besonderheiten:

Bad Nauheim kleckert nicht, es klotzt. Es bietet seinen Gästen gleich fünf Gradierwerke zu Inhalationszwecken, die einst, im 18. Jahrhundert, der Salzgewinnung dienten und als älteste Anlagen dieser Art in Deutschland gelten. Die hohe salzhaltige Konzentration der durch die verdunstende Sole entstehenden Aerosole übt positiven Einfluss auf die Atemwege aus. Diesem Umstand ist es zu verdanken, dass alle Gradierwerke erhalten geblieben sind und sie, speziell an heißen Sommertagen, auch als Orte der kühlenden Labung (Verdunstungskälte) bezeichnet werden können. Im Kurpark steht der Gradiebau I mit angeschlossenem Inhalatorium, in dem die Sole durch einen Kompressor noch intensiver vernebelt wird. In unmittelbarer Nachbarschaft befindet sich auch ein Kneippbecken sowie eine große Liegewiese.

Eine nagelneue Therme wird als Wohlfühloase mit Bezug zur Geschichte das Heilbades und unter Einbeziehung des Sprudelhofs ab 2021 errichtet. Sie soll voraussichtlich um den Jahreswechsel 2022/23 betriebsbereit sein.

Der knapp drei Kilometer nördlich von der Innenstadt gelegene Bad Nauheimer Stadtteil Steinfurth ist überregional für seine traditionelle Rosenzucht bekannt. Seit mehr als 150 Jahren wachsen dort Rosen mit einer jährlichen Produktionszahl von über zwei Millionen Exemplaren. Sie werden in alle Welt exportiert. Im Sommer sind die Rosenschaugärten und das Rosenmuseum einen sehenswerten Abstecher nach Steinfurth wert. Wer sich den Weg trotzdem sparen möchte, kann im Zentrum Bad Nauheims, in direkter Nähe zur Trinkkuranlage, den Rosengarten, ein sommerlich blühendes Kleinod in verschiedensten Farben, besuchen.

Bad Vilbel

Mineralwasser + CO_2 : eine heilvolle Verbindung

Ortscharakter:

Das dritte Glied im Bunde des Wetterauer Bäderdreiecks ist fast schon ein Frankfurter Stadtteil - aber auch nur fast. Die räumliche Nähe der größten Stadt des Wetteraukreises (35.000 Einwohner) zur Hessenmetropole ist unverkennbar, grenzen beide doch im Nordosten Frankfurts direkt aneinander.
Physiognomisch ist die Kernstadt Vilbel aus einem Straßendorf entlang des südlichen Ufers der Nidda mit der heutigen Frankfurter Straße als ursprünglicher Magistrale gewachsen. An deren nordöstlichem Ende in der Altstadt, die erstmals als „Vilbel" im Jahre 778 erwähnt wurde, liegt das historische Rathaus von 1498. Dort sind umliegend noch weitere zahlreiche fränkische Fachwerkhäuser zu sehen. Die vielen über das Stadtgebiet verteilten Brunnen machen dem Slogan des Kurorts als „Stadt der Quellen" alle Ehre.

Die Anfang der 1970er Jahre eingemeindete Ortsteile (Gronau im Nordosten, Dortelweil im Norden und Massenheim im Nordwesten) sind, unter Abstrichen Gronaus, baulich gesehen mit Vilbel immer enger zusammengewachsen und bilden mittlerweile eine nahezu übergangslose städtische Einheit.

Heilquellen und Indikationen:

Herzstück der Heilquellen Bad Vilbels ist der 1930 erbohrte Römerbrunnen direkt an der Nidda am nördlichen Rand des Kurparks. Von dort wird das Mineralwasser, das schon die alten Römer zu schätzen wussten, über Rohre in eine Kohlensäurescheideanstalt zur Verwendung als in Flaschen abgefülltes, stark mineralisiertes Trinkwasser geleitet. Benötigt wird der Calcium-Natrium-Hydrogencarbonat-Säuerling ebenso für Bäder. Sie fördern die Genesung von Herz-Kreislauf-Erkrankungen und die Durchblutung von Haut und Muskulatur. Trinkkuren sind bei Magen-Darm- und Stoffwechselbeschwerden angezeigt. Hierfür steht ein Trinkbrunnen im Kurpark zwischen dem Kurhaus und der Nidda, ein Zweiter wenige hundert Meter stromaufwärts entlang der Nidda an der Rathausbrücke sowie ein Dritter im Quellenhof der Seniorenanlage etwas außerhalb des Kurparks in Burgnähe zur Verfügung.

Seit 1948 ist Bad Vilbel als Heilquellen-Kurbetrieb anerkannt. Die Römerquelle, einstmals bekannt unter dem Namen „Friedrich-Karl-Sprudel“, gehört zu den mineralhaltigsten Quellen Deutschlands mit einem außerordentlich hohen Kohlensäuregehalt. Kohlensäurebäder regen das Blut in den Arterien an und fördern, in Ergänzung zu den bereits oben genannten Indikationen, die Beweglichkeit nach Operationen und Sportverletzungen. Sie forcieren außerdem die Heilung bei Erkrankungen der Hüft- und Kniegelenke sowie des Haltungs- und Bewegungsapparates.

Besonderheiten:

Der Bad Vilbeler Kurpark erstreckt sich durch das gesamte Kernstadtgebiet entlang des nordwestlichen Uferverlaufs der Nidda zwischen der historischen Sandsteinbrücke der Main-Weser-Bahn und dem Römerbrunnen auf einer Länge von rund 1,5 Kilometer. Er bietet außer seinem wertvollen Baumbestand zahlreiche weitere interessante Sehenswürdigkeiten: Die antike Rekonstruktion eines römisches Mosaiks in einem Glaspavillon mit der Darstellung von Meeresbewohnern gehört zu den Schönsten seiner Art in Deutschland. Am Kurhaus steht der Brunnentempel mit Trinkgelegenheit des Hassia-Sprudels sowie das Quellenmuseum, welches die fast 150-jährige Unternehmensgeschichte der „Hassia Mineralquellen Gesellschaft" Revue passieren lässt. In der Ruine der Wasserburg Vilbel finden alljährlich von Mai bis September die überregional bekannten Burgfestspiele mit Theaterveranstaltungen statt.

Eine der größten Thermen Deutschlands wird bis zum Jahr 2023 einschließlich eines Sport- und Familienbades im Nordwesten der Innenstadt fertiggestellt sein. Im Inneren des gläsernen Badetempels mit einer Gebäudegrundfläche von zehn Hektar sollen mehr als 1.000 echte Bäume ihren Standort finden.

Main-Kinzig-Kreis

Bad Soden-Salmünster
Thermal-Sole extrem

Ortscharakter:

Das 1928 prädikatisierte Heilbad im Kinzigtal, zwischen den Mittelgebirgsregionen des Spessart im Süden, dem Vogelsberg im Norden und der Rhön im Osten, hat knapp 14.000 Einwohner. Bad Soden-Salmünster besteht aus elf Ortsteilen, von denen die beiden namensgebenden als Kernstadtteile fungieren.

Bereits rund 300 Jahre vor der ersten Erwähnung des Ortes um 1290 fand man dort salzhaltige Quellen, die, zunächst unter dem Schutz der heutigen Burgruine Stolzenberg, dem Wahrzeichen des Kurorts, im 16. Jahrhundert verschüttet wurden. Davon profitierte das nur sechs km entfernte Orb, welches nun ohne die eng-regionale Konkurrenz das wertvolle Salz in mehreren Gradierwerken gewinnen konnte. In der ersten Hälfte des 19. Jahrhunderts erkannte man die mit der heilenden Wirkung der Sole einhergehenden wirtschaftlichen Möglichkeiten für Bad Soden-Salmünster.

Die beiden Altstadtbereiche der Kernstadtteile, zwischen denen die Kinzigauen liegen, sind nur 1,5 km in genauer Nord-Süd-Richtung voneinander entfernt und zeichnen sich durch sehenswerte Fachwerkhäuser entlang mittelalterlicher, schmaler Gassen und einstiger prächtiger Adelshäuser aus. Das einzige hessische Barock-

Fachwerkrathaus wurde 1703 errichtet. Es steht am östlichen Altstadtrand Bad Sodens nahe des Rings der Entengasse. Im größten Ortsteil Salmünster befindet sich das 1846 im klassizistischen Stil erbaute Rathaus, das heute für die Verwaltung der Gesamtstadt zuständig ist.

Heilquellen und Indikationen:

Das Mineralheilbad mit der „starken Sole“ trägt diese Bezeichnung nicht zu Unrecht. Der Fritz-Hamm-Sprudel entspringt im Stadtgebiet nahe der Kinzig. Er wurde Anfang der 1979er Jahre in 500 Meter Tiefe als eisen-, jod- und überproportional kohlensäurehaltige Sole gefördert. Seine mineralischen Bestandteile liegen annähernd um das Hunderffache höher als der gesetzlich geforderte Mindestgehalt. Genutzt wird das fast 10% Salz enthaltende Wasser für die Füllung der verschiedenen Becken der Spessarttherme, in denen man durch den hohen Salzgehalt fast schwerelos schwebt.

Bei dem im Kurpark befindlichen König-Heinrich-Sprudel handelt es sich um eine 1928 erbohrte, kohlensäure- und eisenhaltige Thermalsole artesischen Ursprungs. Angewendet wird sie für Sole-Warmbäder und Sole-Packungen insbesondere bei rheumatischen Beschwerden und Stoffwechselerkrankungen wie der Gicht. Die Quelle wird auch zur Speisung des nahen Gradierwerks und des im Kurpark liegenden König-Heinrich-Brunnens genutzt. Weitere Indikationen bestehen für Herz-, Kreislauf-, Atemwegs- und psychosomatische Beschwerden sowie für Erkrankungen des Haltungs- und Bewegungsapparates.

Ein Trinksprudel mit eisenhaltigem Natrium-Chlorid-Wasser steht in der Brunnen-Passage der Spessarttherme. Er dient als Trinkkur zur Entschlackung des Körpers und hemmt Magen-Darm-Entzündungen.

Sieben Reha-Fachkliniken (unter anderem für onkologische, orthopädische, inner- und sportmedizinische, psychosomatische, geriatrische und rheumatologische Rehabilitationen und Anschlussheilbehandlungen) sind über das Stadtgebiet verteilt.

Besonderheiten:

Der fast fünf Hektar große Kurpark südwestlich des Ortskerns ist bereits am Eingang mit seinem von glitzernden Wassersäulen durchzogenen Fontänengarten ein Augenschmaus. Hier wird nicht nur visuell etwas geboten. Das Betreten zum Zwecke einer Abkühlung ist insbesondere für Kinder ein Anziehungspunkt und ausdrücklich erlaubt. Die stimmungsvolle Beleuchtung der Fontänen am Abend erfreuen Herz und Seele. Weitere Anziehungspunkte sind die botanischen Themengärten und der Generationenpark mit dem Wasser-Barfuß-Parcours als sensibilisierendes Erlebnis.

Unter dem Motto „Wellness trifft Gesundheit“ bietet die Spessarttherme am Nordrand des Kurparks ein Konglomerat aus Gesundheitszentrum und Badespaß. Die Therme ist nämlich auch für ambulante Vorsorgeleistungen zugelassen. Sie verfügt sogar über ein sogenanntes „Icelab“, eine Kältekammer mit Temperaturen bis -110°C. Dort sind Schmerzbehandlungen, unter anderem bei rheumatischen Beschwerden, in Form von Kältetherapien möglich.

Bad Orb

Heilbad der kurzen Wege

Ortscharakter:

Bad Orb ist mit 10.000 Einwohnern das unmittelbar im Süden an Bad-Soden-Salmünster angrenzende zweite Heilbad im Main-Kinzig-Kreis. Die Gemarkung, urkundlich erstmals 1059 erwähnt, besteht lediglich aus Orb ohne weitere Ortsteile. Sie reicht in ihrer südlichsten Ausdehnung bis in eine Höhe von 540 Meter.

Die historische Altstadt zwischen Burgring und Frankfurter- / Würzburger Straße erstrahlt mit ihren wunderhübschen Fachwerkhäusern in geradezu malerischem Bild. Ganz besonders deutlich wird das in der Kirchgasse, in der das Fachwerk aller Häuser freigelegt und renoviert wurde. In dieser Gasse ist auch das schmalste Fachwerkhaus Hessens mit einer Breite von knapp 160 cm zu bestaunen. Der Turm der aus dem 14. Jahrhundert stammenden St. Martinskirche im westlichen Teil der Altstadt war ursprünglich Teil der Stadtbefestigung.

Der über hundert Jahre alte Kurpark schließt sich in südöstlicher Richtung mit einem vielfachen der Altstadtfläche an den zentralen Stadtkörper an. Mit seinem historischen Baumbestand, seiner Ausdehnung und den zahlreichen Ruhezonen ist er als wesentlicher Faktor für Naherholung anzusehen.

Heilquellen und Indikationen:

Bad Orb ist seit 1909 staatlich anerkanntes Heilbad und verfügt über drei fluoridhaltige Natrium-Chlorid-Säuerlingsquellen. Die Martinusquelle befindet sich etwa einen Kilometer nordwestlich des Stadtzentrums am Flüsschen Orb. Sie wurde 1874 in 30 m Tiefe erbohrt und zu Trinkkuren bei stoffwechselbedingten Störungen, zur Vorbeugung gegen Osteoporose und auch bei Kalziummangel verwendet. Die Wässer der beiden anderen Brunnen, der Philipps- und Ludwigsquelle im östlichen Ortszentrum an der alten Stadt- mauer, finden in ihrer Mischung Verwendung in Form von Wannenbädern und Inhalationen. Therapiert werden damit funktionelle Störungen des Magen-Darm-Trakts, Natrium- und Flüssigkeitsdefizite bei älteren Menschen sowie Regulationsstörungen des Kreislaufs.

Das MediClin-Reha-Zentrum Bad Orb besteht aus einer Fachklinik für Neurologie und Neuropsychologie, einer weiteren für Konservative Orthopädie und einem neurologisch-orthopädischen Kompetenzzentrum. Die Reha-Klinik Küppelsmühle Bad Orb versorgt Patienten mit der Indikationskombination Orthopädie und Kardiologie. In der Spessartklinik befassen sich drei Fachbereiche unter anderem mit Rehabilitationen zur Inneren Medizin, Psychosomatik/Psychotherapie sowie mit den Problemfeldern Sprachentwicklungstörungen, Adipositas und Asthma für Kinder, Jugendliche und junge Erwachsene.

Besonderheiten:

Toskanatherme, Gradierwerk, Raum-Inhalatorium und Kneippanlage: Dies alles und noch mehr befindet sich inmitten des Bad Orber Kurparks, fußläufig erreichbar auf kurzen Wegen.
In der schicken Wohlfühltherme bleiben keine Wünsche offen. Mit insgesamt 600 m² Wasserfläche in verschiedenen Solebecken, die aus der Mischsole des Ludwigs- und Philippsbrunnens gespeist werden und weiteren 200 m² Süßwasserfläche ist jeder Badefreund bei Licht- und Musikanimationen hinreichend versorgt. Die Wassertemperatur liegt je nach Nutzungsart zwischen 28 und 35 °C. Saunawelt, Wellnesspark und Gesundheitszentrum runden das Erlebnis- und Erholungsangebot ab.

Das prächtige Gradierwerk, eines der Wahrzeichen des Heilbads, ist mit einer Länge von 155 Metern ein gewaltiges Inhalatorium, das größte seiner Art in Hessen. Es wurde 1806 erbaut und bietet zusätzlich zum Rundweg einen Wandelgang inmitten des Bauwerks zwischen den beiden Rieselwänden hindurch. Mehr noch: In der Alten Lesehalle steht ein weiteres Inhalatorium im Miniformat mit Ultraschallvernebler zum intensivierten Einatmen des Solenebels.

Gleich vier Wassertretbecken sind als Kneippanlagen im Kurpark, im Haseltal zwischen Haselweiher und Jagdhaus (vier km östlich des Zentrums), am Wildpark (drei km in südöstlicher Richtung) und vom Wildpark aus nochmal einen Kilometer weiter am Wanderheim zu finden. Sie ergänzen das umfangreiche Kurangebot der Stadt.

Hochtaunuskreis:
Bad Homburg vor der Höhe
Kur-Royal nebst Roulette fatal

Ortscharakter:

Als größte Kurstadt Hessens nach Wiesbaden und mit einem weit überdurchschnittlichen Kaufpreisindex aller deutschen Städte wirbt Bad Homburg (55.000 Einwohner) mit dem Slogan „Champagnerluft und Tradition". Mit der „Luft" gemeint sind die im Sommer von der Westwinddrift herangeführten und schließlich vom Taunuskamm herabwehenden kühlenden Fallwinde; deren erfrischende Labung soll mehr oder weniger an das prickelnde Getränk erinnern. Das mit der Tradition ist da schon wesentlich greifbarer, schließlich blickt die Stadt „vor der he" (denn als „die Höhe" wurde der Taunus umgangssprachlich bis in das 19. Jahrhundert hinein genannt) auf eine ereignisreiche Vergangenheit zurück.

Die erste konkrete urkundliche Erwähnung stammt vom Erbauer der „Burg Hohenberg" auf dem Standort des heutigen Bad Homburger Schlosses, Ortwin von Hohenberch, um das Jahr 1180. Noch vor dem Aussterben des Landgrafengeschlechts von Hessen-Homburg begann mit der Wiederentdeckung des Ludwigsbrunnens 1809 und des Elisabethenbrunnens 1834 durch den Mediziner Eduard Christian Trapp allmählich die Entwicklung zu einem Heilbad ersten Ranges.

Aber erst durch die Gründung der Spielbank im Kurhaus

1841 bekam der bis dahin überregional noch eher unbekannte Kurort Homburg internationales Flair und Ansehen. Im Jahr 1888 erklärte Kaiser Wilhelm II. die Stadt zu seiner geliebten Sommerresidenz. Das Prädikat „Bad“ wurde dann durch Anordnung des Wiesbadener Regierungspräsidenten im Jahre 1912 verliehen.

Die Straßenachsen innerhalb des Stadtkerns verlaufen von den südöstlichen Stadtteilen Ober-Eschbach/Gonzenheim (140 Höhenmeter) kommend nach Nordwesten hin zu den Stadtteilen Kirdorf/Dornholzhausen (210 Meter über NHN) stetig bergan. Im mittleren Teil einer dieser Achsen befindet sich die Kaiser-Friedrich-Promenade, eine Prachtstraße, die den Kurpark von der Innenstadt mit der parallel verlaufenden, wunderschönen Einkaufsmeile und Fußgängerzone Louisenstraße trennt.
Die Bebauung der Promenade begann unmittelbar nach Eröffnung des Kurhauses mit auch heute noch prächtig anzuschauenden Villen und Wohnhäusern, von denen die meisten aus der Mitte des 19. Jahrhunderts stammen. Annähernd fünfzig dieser Gebäude sind alleine in dieser Straße ausgewiesene Kulturdenkmale.

Das ehemalige „Ritters Park-Hotel“ direkt gegenüber dem Kurpark, das 1854 zunächst als Wohnhaus, seit Mitte der 1880er Jahre dann aber als anspruchsvolles Luxushotel bis zu seinem Abriss und Wiederaufbau 1991 viele prominente (Kur-)Gäste aus Politik und (Geld-) Adel anzog, setzt diese Tradition in Gestalt des „Steigenberger Bad Homburg“ fort.

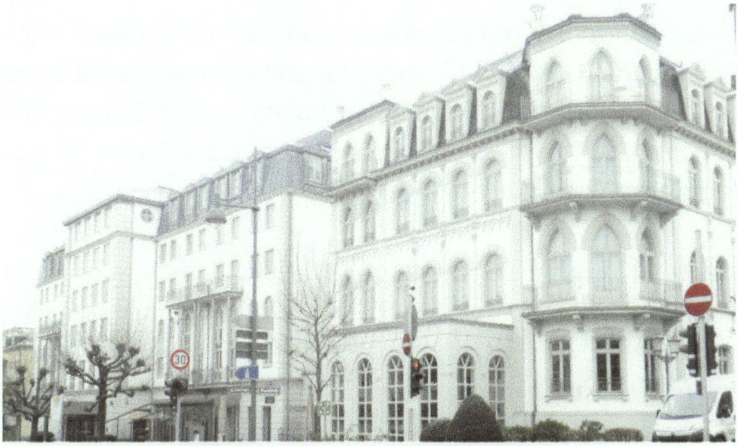

Hotel „Steigenberger Bad Homburg“
in der Kaiser-Friedrich-Promenade

Außer dem Kurpark, mit 47 Hektar einer der größten und schönsten Deutschlands, gibt es in Bad Homburg hübsche Landschaftsgärten wie den Gustavsgarten, den Kleinen oder Großen Tannenwald: „Die Landgräfliche Gartenlandschaft“ zieht sich vom Landgrafenschloss mehrere Kilometer in nordwestliche Richtung über das Gotische Haus bis hinter den Wildpark Hirschgarten. Auch der Schlosspark ist ein Kleinod. Er wurde im Stil eines englischen Landschaftsgartens gestaltet und beinhaltet unter anderem gehegte und gepflegte Obstgärten.

Unterhalb des Schlosses mit seinem weißen Turm aus dem 14. Jahrhundert, dem ehemaligen Wehrturm und heutigen Wahrzeichen Bad Homburgs, liegt die Altstadt am oberen Ende der Louisenstraße. Historische Fachwerkhäuser in engen Gassen, kleine Geschäfte und Cafès laden hier zum Verweilen ein. Aber auch ein eher grausiges Gebäude, der

Rathausturm, ist Teil der Altstadt. In diesem Gemäuer wurden um die Mitte des 17. Jahrhunderts, also weit nach Ende des Mittelalters, mindestens 62 Frauen und 14 Männer als Hexen und Hexer bis zu ihrer Hinrichtung auf dem Scheiterhaufen eingesperrt.

Bis zum Beginn der Ersten Weltkriegs kamen sehr viele Kurgäste aus England und Russland vornehmlich aus aristokratischen Kreisen, denen dann weiteres betuchtes Klientel folgte. Unter ihnen waren zahlreiche Politiker und berühmte Persönlichkeiten wie die Schriftsteller Fjodor Michailowitsch Dostojewski (1863/67) oder Oscar Wilde (1892). Im Jahr 1857 stammten 20% aller Kurgäste aus Großbritannien, 1913 waren es 14% aus Russland. Daran erinnern noch heute die Englische Kirche sowie die Russische Kapelle nahe und direkt an der Kaiser-Friedrich-Promenade.

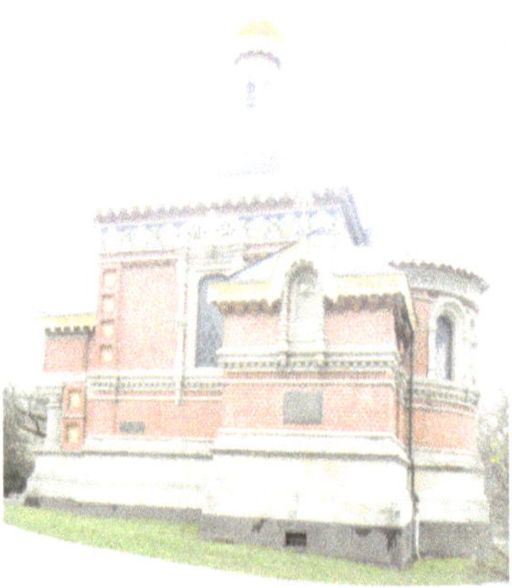

Russísch-orthodoxe Kapelle von 1899

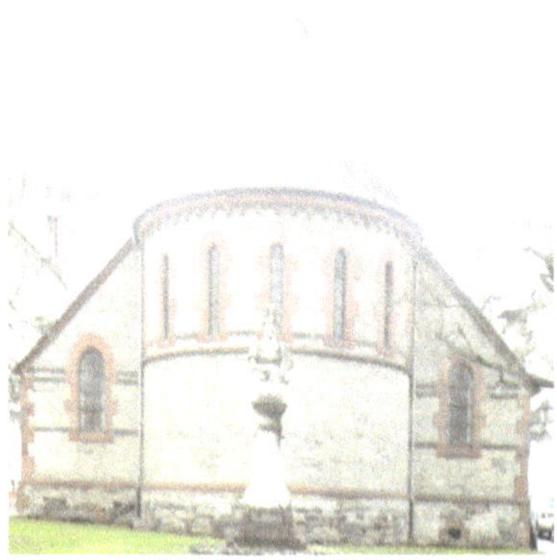

Englische Kirche von 1865

Heilquellen und Indikationen:

Auch in Bad Homburg war das Ende der ursprünglichen Salzgewinnung der Auslöser für den beginnenden Kurbetrieb. Dort, wo heute die russische Kapelle steht, befand sich ein Gradierwerk, das nun in Bad Nauheim beheimatet ist. Mit der Wiederentdeckung der einst zugeschütteten Ludwigs- und Elisabethenbrunnen folgten noch sechs weitere Quellen im gesamten Kurparkbereich. Die Temperatur aller Wässer liegt zwischen 11 und 12 °Celsius.

Fünf der acht Brunnen sind Natrium-Chlorid-Säuerlinge mit unterschiedlichen Gehaltsanteilen. Beim Auguste-Victoria-Brunnen handelt es sich um einen Natrium-Calcium-Chlorid-Säuerling für Trinkkuren gegen Leber- und Gallenerkrankungen. Indikationen bei Herz- und Kreislauferkrankungen sind durch das im Louisenbrunnen enthaltene Natrium-Calcium-Chlorid-Hydrogencarbonat-Wasser ebenfalls in Form von Trinkkuren angezeigt. Verwendung zu Badekuren gegen Schuppenflechte und Neurodermitis findet der Solesprudel, eine kohlensäurehaltige Salzlösung. Sowohl für Bade- als auch für Trinkkuren eignen sich der Kaiser- (Herz- und Kreislauferkrankungen) und Ludwigsbrunnen (Beschwerden der oberen Luftwege). Die Heilwässer der Elisabethen-, Landgrafen- und Stahlquelle wiederum sind als reine Trinkkuren mit Indikationen bei Magen- und Darm-, Gallen- und Lebererkrankungen sowie zur Blutdruckregulierung und als Heilmittel gegen Blutarmut vorgesehen.

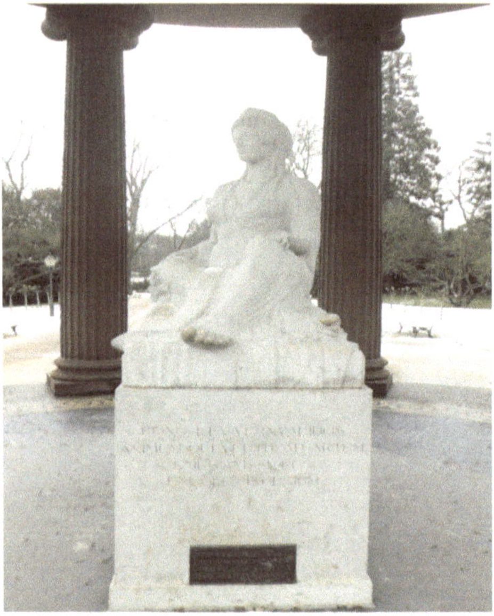

Hygieia, griechische Göttin nach Entwurf von Kaiser Wilhelm II.

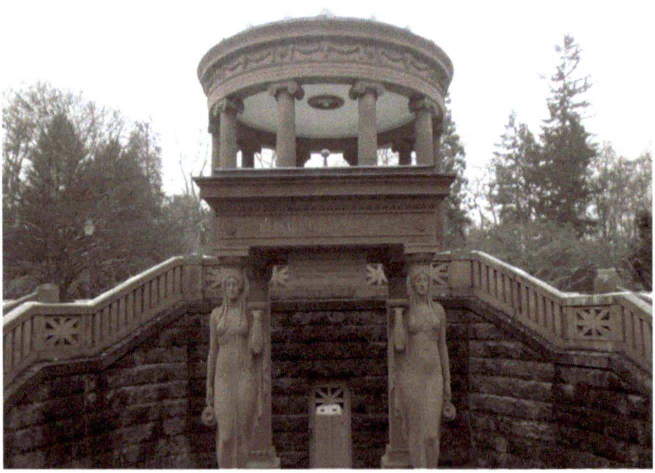

Elisabethenbrunnen der Gesundheit
mit Rundtempel der Hygieia

Für Vorsorge- und Reha-Maßnahmen stehen in Bad Homburg vier große Kliniken bereit. Die renommierte „Wicker Klinik/Wirbelsäulenklinik“ in der Kaiser-Friedrich-Promenade auf Höhe des Kurhauses legt ihre Schwerpunkte auf orthopädische und internistisch-rheumatologische (u.a. nach Wirbelsäulenoperationen) sowie auf neurologische (z.B. nach Schlaganfällen) Rehabilitationen .

Herrlich in einer ruhigen Parklandschaft am nordöstlichen Rand des Kurparks gelegen befasst sich die Klinik Dr. Baumstark in einem villenähnlichen Gebäude insbesondere mit Reha-Patienten nach Operationen auf dem Gebiet des gesamten Bewegungsapparates nach dem Motto: „Reichtum ist viel, Zufriedenheit ist mehr, Gesundheit ist alles“. Ob nach Knie-, Schulter-, Wirbelsäulen,- Hüft- oder Bandscheiben OP – auch hier ist man zwecks Genesung bestens aufgehoben.

Die Paul-Ehrlich-Klinik, ebenfalls am Rand des Kurparks gelegen, behandelt chronische Erkrankungen des Bewegungsapparats sowie deren postoperative Zustände. Darüber hinaus werden Heilanzeigen für psychosomatische Beschwerden wie Angst- und Anpassungsstörungen oder Depressionen rehabilitiert.

Im Reha-Zentrum Bad Homburg auf der Anhöhe des Wingertsbergs, etwa ein Kilometer nordwestlich der Innenstadt, können Patienten mit hämatoonkologischen Erkrankungen (Leukämie) und solche mit depressiven wie auch somatoformen Störungen (chronische Schmerzen ohne organische Ursachen) aufgenommen werden.

Besonderheiten:

Mit dem Kaiser-Wilhelms-Bad verfügt Bad Homburg über ein außergewöhnlich attraktives Kurangebot. Von dem dort befindlichen kleinen Gradierwerk über Caldarium, Odorium, Dampfbäder, Eisbrunnen, Salzkristallgrotte, Solebad, Sauna der Sinne bis hin zu exotischen Massagen und noch vielen weiteren unverfänglichen Angeboten wird hier alles geboten, was das kurbedürftige (und zahlungskräftige) Herz begehrt: „Königliche" Entspannung im Kur-Royal Day Spa. Es befindet sich in direkter Nachbarschaft zur Spielbank mitten im Kurpark. Vom Wellnessglück zum Glücksspiel sind es also nur wenige Schritte und mit etwas Dusel in der „Mutter von Monte Carlo" sind die Ausgaben für Sauna & Co. schnell wieder amortisiert.

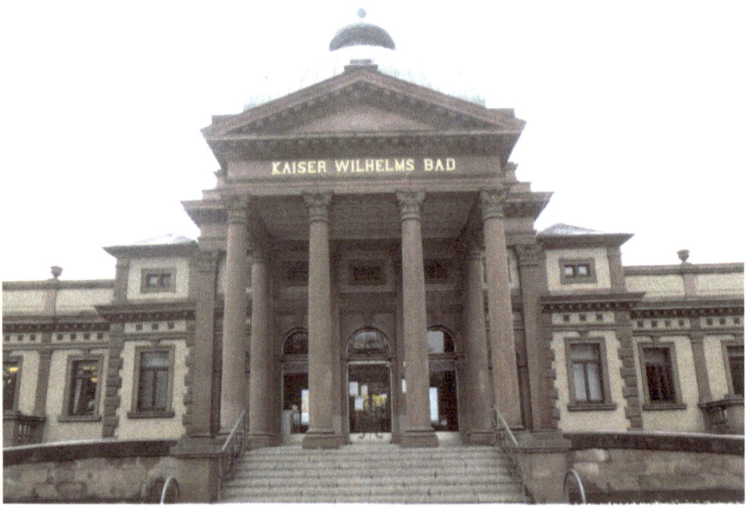

Kur-Royal Day Spa

Eine Besonderheit des Casinos ist einmalig: Hier kann beim Roulettespiel das sogenannte „Bad Homburger Viertel“ gespielt werden, will heißen, dass die Zahlen 1-9, 10-18, 19-27 und 28-36 jeweils en-bloc mit einer Gewinnquote von 3:1 setzbar sind. Der Gründer und Inhaber der Spielbank, Françoise Blanc, schaffte auch die sonst in den anderen Casinos übliche „Doppelnull“ ab, wodurch die Spieler hier nun etwas bessere Gewinnchancen hatten. Der einzige Sinn und Zweck dieses Ansinnens bestand darin, mehr Besucher von den drei noch älteren deutschen Casinos Bad Ems, Baden-Baden und Wiesbaden nach Bad Homburg zu locken. Blanc verließ später die Taunusstadt und übernahm dann die 1863 eröffnete Spielbank Monte Carlo. Er war eben nicht nur Mathematiker sondern auch ein ausgesprochen gewiefter Geschäftsmann.

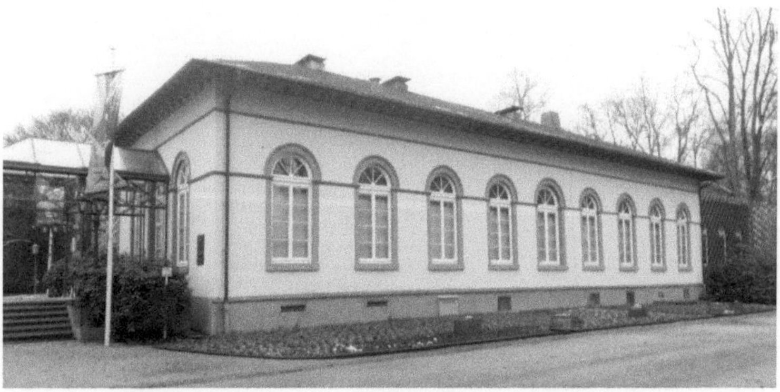

Heutige Spielbank Bad Homburg, gegründet 1841

Einer der prominentesten Spielbankbesucher, der bereits erwähnte russische Schriftsteller F. M. Dostojewski, besuchte die Stadt in der 1860er Jahren weniger aus gesundheitlichen Gründen als vielmehr wegen seiner gierigen

Sucht nach der weißen Roulettekugel. Er verlor dort die gesamte Habe. An seine Frau Anna schreib er am 24.05.1867 aus Homburg: *„....Ich habe ein Verbrechen begangen, ich habe alles verspielt, was du mir (für die Heimreise) geschickt hast, alles, alles bis auf den letzten Kreuzer, gestern habe ich es bekommen und gestern verspielt! Anja, wie soll ich dir jetzt in die Augen sehen?.....“*. Ein gramgebeugtes Denkmal von ihm steht seit 2014 im Kurhausgarten. Sein Roman „Der Spieler“ entstand bereits vor dieser Reise durch seine vorangegangenen Erlebnisse und Eindrücke in den Spielbanken Wiesbaden, Baden-Baden und dem ersten Homburger Aufenthalt im Jahre 1863. Diese drei Heilbäder sehen sich jeweils selbst als Handlungsort in seinem berühmten Werk der Weltliteratur.

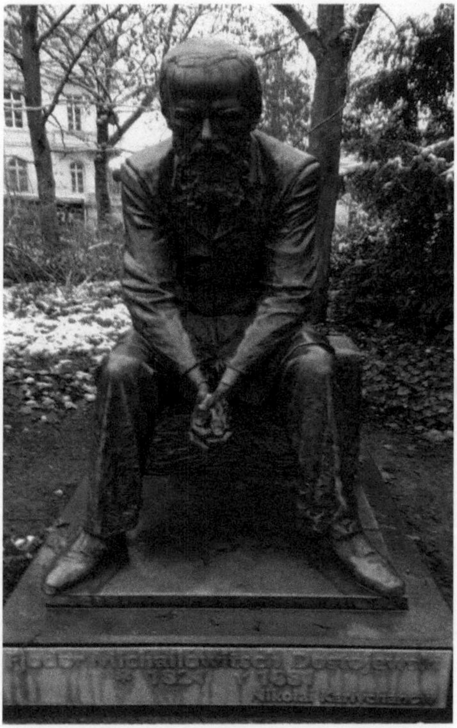

Denkmal Dostojewski im Kurhauspark

Ein weiteres Highlight ist die Taunustherme im südöstlichsten Teil des Kurparks, welche nach den Lehren Feng Shuis über die Elemente des Lebens -Wasser, Feuer, Luft und Erde- im asiatischen Baustil gestaltet wurde. Bereits im Jahr 1980 eröffnet, war es das damals modernste Thermalbad Europas. Mit über 1.400 m² Wasserfläche, 11 Saunen, Salzgrotte, Hamam und weiteren Annehmlichkeiten bietet es auch heute noch Gesundheit und Wellness pur.

Aber auch das direkt der Therme gegenüberliegende Seedammbad bietet vor allem den sportlicheren Besuchern

Herausforderungen. Der Außenbereich beinhaltet ein großes Sportbecken mit 50-Meter-Bahnen und ein separates Sprungbecken. Das angeschlossene Hallenbad ist unter anderem mit 25-Meter-Bahnen, Spiel- und Spaßbecken, Tunnel- rutsche, Saunabereich und einem Wassertretbecken ausgestattet.

Außer in Thailand selbst gibt es weltweit nur noch in Bad Homburg zwei Thai-Salas innerhalb einer Stadt. Es handelt sich dabei um rechteckige, offene Pavillons als traditionelle Treffpunkte und Rastplätze. Der erste Sala, eingeweiht 1914 nahe des Schwanenteichs im Kurpark, wurde vom siamesischen König Chulalongkorn aus Dankbarkeit für seine 1907 in der Taunusstadt erfolgreich absolvierte Kurgenesung gestiftet. Aufgrund des 100-jährigen Jubiläums dieses Aufenthalts ließ das thailändische Königshaus 2007 eine zweite Thai-Sala im südöstlichen Teil des weitläufigen Parks errichten.

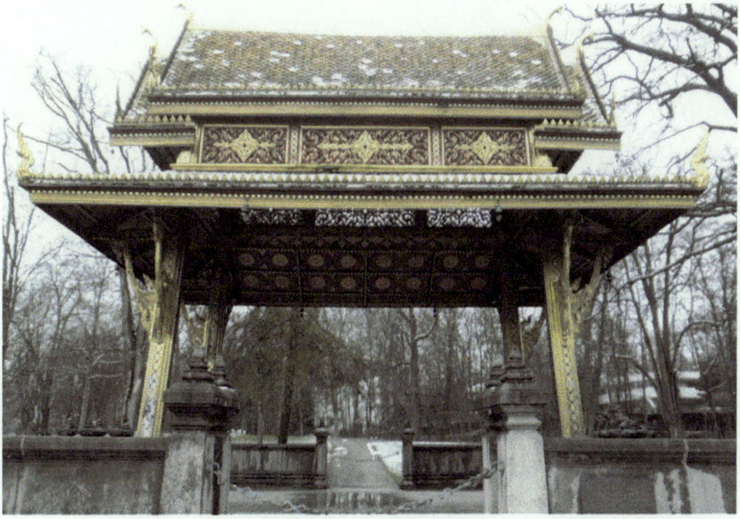

Thai-Sala von 1914

Main-Taunus-Kreis

Bad Soden am Taunus

Vom einstigen Kuradel zum Heilquellen-Kurbetrieb

Ortscharakter:

Nur 15 km südwestlich von Bad Homburg entfernt und unmittelbar vor den westlichen Toren Frankfurts liegt der Bad Soden an den windgeschützten Hängen des Taunus. Die Kommune mit 23.000 Einwohnern besteht außer der Kernstadt noch aus den beiden kleinen Ortsteilen Alten- und Neuenhain.

Erstmals im Jahr 1190 urkundlich erwähnt labten sich vermutlich bereits die Römer an den warmen Quellen und gewannen aus Sole Salz. Unweit des heutigen Quellenparks begann mit der Entdeckung des Gesund- und Milchbrunnens die Entwicklung des Ortes zu einem Heilbad. Zwischen dem südwestlichen Quellenpark und dem nordöstlich gelegenen Alten Kurpark liegt die anheimelnde Altstadt, in dessen Zentrum das älteste Fachwerkhaus Bad Sodens aus der Mitte des 16. Jahrhunderts steht. Noch älter ist die evangelische Kirche von 1510 im westlichen Bereich der Altstadt. In den 1960er Jahren wurde der große Neue Kurpark im Osten der Innenstadt angelegt.

Die Adlerstraße fungiert heute als Fußgängerzone und ist die elegante Flanier- und Einkaufsmeile des Ortes. Einige der dort befindlichen Gebäudeteile waren ehemals Ställe und Scheunen und bieten als heutige Hofanlagen ein schönes Ambiente.

Seit etwa 1850 entwickelte sich Soden bis zum Beginn des Zweiten Weltkriegs zu einem internationalen Treffpunkt prominenter und illustrer Kurgäste. Seit den 1950er Jahren wandelte sich, wie in anderen Heilbädern auch, das Bild vom mondänen Kurbetrieb mit betuchtem Publikum zur „Sozialkur“ für die Masse der sozialversicherungspflichtig Beschäftigten. Kurz nach der Jahrtausendwende entschied die Stadtverwaltung, den fortschreitend unrentablen klassischen Kurbetrieb einzustellen. Der 1922 verliehene Zusatz „Bad“ konnte jedoch beibehalten werden. Im Frühjahr 2019 erhielt Bad Soden schließlich das Prädikat „Ort mit Heilquellen-Kurbetrieb“.

Heilquellen und Indikationen:

Vom „Alten Sprudel“ über den Champagnerbrunnen bis hin zum Winklerbrunnen: Der Ort verfügt über ein rundes Dutzend Heilquellen. Die ältesten zu Therapiezwecken genutzten Wässer fließen aus drei Hähnen eines Trinkbrunnens am Franzensbader Platz unweit des Quellenparks: Milch-, Warm- und Justus-von-Liebig-Quelle. Es handelt sich in allen drei Fällen um Natrium-Calcium-Chlorid-Hydrogencarbonat-Säuerlinge mit Temperaturen von 22-23 °C. Sie eignen sich für Trinkkuren bei Magen-, Darm und Harnwegserkrankungen sowie auch für Inhalationen bei Atemwegs- und Mundschleimhautbeschwerden. Gleiches gilt für den Champagner-, Winkler- und Glockenbrunnen im benachbarten Wilhelmspark.

Zur Heilung bei Erkrankungen des Bewegungs- und Stützapparates sowie bei Hauterkrankungen ist die fluorid- und kohlensäurehaltige Sole des Solbrunnens, der fluoridhaltige Natrium-Chlorid-Säuerling des Sauerbrunnens und auch die Quelle „Alter Sprudel“ in Form von Bädern und Umschlägen geeignet. Wegen des hohen Salzgehalts sollte das Trinken dieser Wässer jedoch vermieden werden.

Das Krankenhaus Bad Soden am Taunus führt ebenso wie die Main-Taunus-Privatklinik umfangreiche ambulante und stationäre Reha-Maßnahmen durch. Beide Kliniken befinden sich etwa 1,5 km nordöstlich der Innenstadt in direkter Nachbarschaft. Außerdem sind im Sodenia-Gesundheitszentrum südöstlich des Ortskerns und im übrigen Stadtgebiet Ärzte nahezu aller Fachrichtungen ansässig.

Besonderheiten:

Alter-, Neuer-, Quellen- und Wilhelmspark: Vier Kurparks liegen innerhalb eines Radius von weniger als 500 Meter um den Ortskern herum. Mit historischen und seltenen Baumbeständen, Ruhezonen und dem Wahrzeichen der Stadt, dem Sodenia-Tempel mit der Stadtgöttin Sodenia (im Quellenpark) haben sowohl Besucher wie Einheimische dort vielfältige und abwechslungsreiche Erholungsmöglichkeiten. Jedes Jahr werden in den Anlagen über 80.000 Pflanzen gesetzt, die Auge und Nase mit Farben und Düften betören.

Am Ostrand des Alten Kurparks befindet sich das „Medico-Palais“, in früheren Zeiten als „Burgberg-Inhalatorium“ bekannt. Es war nach seiner Vollendung 1912 das größte Inhalatorium Europas mit acht Anwendungssälen für die gleichzeitige Behandlung von bis zu 300 Patienten.

Westlich der Altstadt, zwischen Quellen- und Wilhelmspark, kann das Hundertwasserhaus am Franzensbader Platz, welches das erste Bad Sodener Kurhaus aus dem Jahr 1722 (Haus Bockenheimer) einbezieht, bestaunt werden. Es fungiert als Wohnhaus mit jeweils verschieden strukturierten, großen Wohneinheiten.

Rheingau-Taunus-Kreis / Wiesbaden (Bäderstraße Taunus)

Bad Schwalbach
Amusemens des eaux et bains de boue

Ortscharakter:

Bad Schwalbach, seit 1800 anerkanntes Moor- und Mineralheilbad an der Bäderstraße im Hintertaunus, zählt mit der Kernstadt und den weiteren umliegenden sieben Ortsteilen 11.000 Einwohner. Im Jahr 2014 erhielt die Stadt zusätzlich noch das Prädikat „Kneippkurort". Sie liegt rund 15 Kilometer nordwestlich von Wiesbaden auf einer Höhe von 320 Meter ü. NHN.

Urkundlich erstmals erwähnt wurde der Ort 1352. Bereits gegen Ende des 16. Jahrhunderts fanden Therapieversuche mit den Wässern aus einigen Schwalbacher Quellen statt, die der Arzt Jakob Theodor in seinem Buch „Neuw Wasserschatz" niederschrieb. Durch die Verbreitung seiner Erkenntnisse stand der Entwicklung zu einem Heilbad nichts mehr im Wege.

Heute präsentiert sich die traditionsreiche Kurstadt vor den Toren der Weinberge des Rheingaus als ein modernes Zentrum für Gesundheit, Freizeit und Erholung. Alte Fachwerkhäuser entlang der Adolfstraße wie das 1617 erbaute Gebäude „Zum güldenen Rebstock", Villen am Kurpark in der Parkstraße und im Badweg verleihen Bad Schwalbach zusammen mit den im klassizistischen Stil (Alleesaal) oder im Stil der italienischen Spätrenaissance (Kurhaus) erbauten Gebäuden Charme und Eleganz.

Heilmittel und Indikationen:

Bad Schwalbach schöpft aus dem nur einen Kilometer südöstlich vom Kurpark entfernten Naturmoor die Essenz für Moorbäder und -packungen. Diese werden mit Wasser aus den Heilquellen vermengt und finden Anwendung bei Stoffwechselstörungen, entzündlich-rheumatischen Erkrankungen, chronisch-degenerativen Rückenleiden, Arthrosen, Verdauungs-, Leber- und Gallenbeschwerden sowie bei Entzündungen von Nieren und Eierstöcken. Außerdem liegen Indikationen in Fällen von Neurodermitis und Schuppenflechte vor.

Bei den sieben Schwalbacher Heilquellen handelt es sich sämtlich um kohlensäure- und eisenhaltige Mineralwässer, die sich hinsichtlich ihrer jeweiligen Zusammensetzung nur geringfügig voneinander unterscheiden. Geeignet für Trinkkuren sind der Schwalben-, Stahl- und Weinbrunnen (ältester Brunnen des Heilbads aus dem 16. Jahrhundert), für Badekuren hingegen der Paulinen-, Adelheid-, Neu- und Ehebrunnen.

Kohlensäure-Mineralbäder wirken entzündungshemmend bei Rheumatismus, lösen Verspannungen, senken den Blutdruck, regen den Lymphfluss und Stoffwechsel an. Sie lindern weiterhin Erkrankungen des Nervensystems und der Venen.

Regelmäßige Trinkkuren von mindestens 1,5 Liter pro Tag entschlacken und beleben den Organismus, aktivieren die Verdauung und wirken funktionsfördernd auf Leber, Galle, Pankreas und Blase. Außerdem unterstützen sie Behandlungen bei Diabetes, Blähungen, Darmträgheit und Eisenmangel.

Mit der „Klinik am Park", der „Montanusklinik Bad Schwalbach" und dem „Klinikzentrum Lindenallee" stehen drei hervorragende Kliniken für Rehabilitationsmaßnahmen zur Verfügung. Das Physiotherapiezentrum Remmers zwischen Stadtkern und Kurpark offeriert alle Formen von Moor- und Bäderanwendungen.

Besonderheiten

Am nördlichen Eingang des 2018 neu gestalteten, wunderschönen Kurparks steht das fast hundert Jahre alte Stahlbadehaus, in dem Kohlensäurebäder wie auch Moorbäder und -packungen verabreicht werden. Da Bad Schwalbach auch das Prädikat „Kneippkurort" verliehen bekam, sind hier mit jeweils einem Wassertret- und Armtauchbecken sowie einem Barfußpfad und Heilkräutergarten nun auch mehrere Kneippanlagen entstanden, die das Gesundheitsangebot der Stadt bereichern. Begehbares Moor und Moorgruben finden sich im südlichen Parkteil.

Eine Fahrt mit der 1926 gebauten, 1,5 km langen „Moorbahn", die seit der Jahrtausendwende als Bad Schwalbacher Kurbahn Kaffeeausflüge anbietet, lohnt sich in jedem Fall. Mit ihr wurde bis 1991 das in den Gruben abgebaute Moor zu den Kurbetrieben befördert. Heute übernehmen LKW diese Aufgabe.

Ein beheiztes Sport- und Erlebnisfreibad befindet sich gut einen Kilometer nördlich der Innenstadt. Mit 50-Meter-Bahnen und Sprungbecken im sportlichen Bereich sowie allen sonstigen Annehmlichkeiten innerhalb des Erlebnisareals ist jedem Bedürfnis aus schwimm- und badefreudiger Sicht gedient. Eine 8.000 Quadratmeter große Liegewiese lädt darüber hinaus zum gemächlicheren Verweilen ein.

Schlangenbad
Schönheitsbad unter Äskulapnattern

Ortscharakter:

Aus der klimatisch begünstigten, geschützten Talhanglage im Rheingaugebirge sowie den warmen Quellen, die wie eine „Fußbodenheizung“ wirken, erklärt sich das weltweit nördlichste Vorkommen der Äskulapnatter im ältesten hessischen Heilbad, das so zu seinem außergewöhnlichen Namen kam. Nicht umsonst steht diese ungiftige Schlangenart als Symbol für die Heilkunde.

Zwischen Bad Schwalbach und den westlichen Toren Wiesbadens gelegen ist der Ort mit seinen rund 6.500 Einwohnern auf 320 Meter Höhe die nächste Station an der Bäderstraße Taunus. Aus sieben Ortsteilen besteht die Gesamtkommune, von denen der Kernort Schlangenbad nur knapp 1.000 und der größte, unmittelbar benachbarte Stadtteil Georgenborn etwa 2.000 Einwohner zählt. Sie winden sich, ausgehend von Georgenborn und umgeben von Wald und Wanderwegen, tatsächlich auch wie eine Schlange über eine Länge von 13 km von Osten nach Westen.

Nachdem auf dem heutigen Gemeindegebiet um 1650 warme Heilquellen entdeckt worden waren, entstanden seit 1694 mehrere Bade- und Logierhäuser. Der Ort wurde quasi direkt als Heilbad geboren. Alleen, im klassizistischen und gründerzeitlichen Stil errichtete Bäderbauten, Villen im Jugendstil.....die Liste der Kulturdenkmale ist lang und prägen den Charakter des kleinen Ortsteils. Aber auch die schmucken Boutiquen und Antikgeschäfte versprühen ein gemütliches Ambiente. Trotz der fortgeschrittenen Prosperität und den damit einhergehenden architektonischen und ökonomischen Anpassungen liegt der wirtschaftliche Schwerpunkt des Ortes noch immer auf der Heilbadfunktion......und das ist gut so!

Heilquellen und Indikationen:

Auch heute noch machen neun Thermalquellen mit Temperaturen zwischen 22 und 31 °C den guten Ruf des einstigen Luxusbades aus. Sie alle sind durch ihren vergleichsweise äußerst niedrigen Gehalt an gelösten Mineralien, insbesondere Kochsalz, gekennzeichnet. Ihre Stärken liegen jedoch im ungewöhnlich hohen Anteil an Meta-Kieselsäure (H_2SiO_3) und dem milden, weichen Geschmack. Sie treten im Kurparkbereich unweit des Kurhauses und der Median-Klinik an die Oberfläche.

Diese Heilwässer, sogenannte „Akratothermen", schmecken recht mild und entfalten ihre verschönernde und heilende Wirkung auf zahlreiche Hauterkrankungen. Sie werden auch als Basis für die Entwicklung von Hautcremes genutzt. Weitere Indikationen sind bei rheumatischen Erkrankungen, solchen des Haltungs- und Bewegungsapparats sowie bei Beschwerden des vegetativen und peripheren Nervensystems gegeben. Kieselsäure unterstützt außerdem den Aufbau des Bindegewebes und hilft gegen Osteoporose durch Förderung des Einlagerns von Calcium in die Knochen.

Die „Median Klinik Schlangenbad“ führt stationäre und ambulante Rehabilitationen für Rheumatologie, Psychosomatik und Gynäkologie sowie spezielle schmerztherapeutische Behandlungen mit jeweils ganzheitlich-interdisziplinärem Ansatz durch. In der „Oberberg Parkklinik Wiesbaden Schlangenbad“ können sich insbesondere Privatpatienten bei psychischen Störungen therapieren lassen.

Besonderheiten:

Das Thermalfreibad Schlangenbad, im hinteren Kurpark gelegen, wechselt sein 27 °C warmes Thermalwasser täglich quellfrisch. Diese bereits jahrzehntelange Tradition ist einmalig in Deutschland. Damit wird von Mai bis September eine hervorragende Wasserqualität gewährleistet, die zu einem ganz besonderen Badeerlebnis in herrlicher Natur führt.

Die Aeskulaptherme, mitten im Ort direkt neben der Medianklinik gelegen, füllt ihre Becken ebenfalls mit Schlangenbader Quellwasser. Bei 32 °C Wassertemperatur lässt es sich hier geruhsam schwimmen oder einfach nur das warme Nass genießen. Ausgestattet mit Infrarot- und Sauerstoff-Sole-Kabinen finden Rückenschmerzen und Verspannungen einerseits sowie Kreislauf-, Atemwegs- und Hautbeschwerden andererseits Linderung.

Ebenfalls im Herzen des Ortes lädt der historische Kurpark

zum Entspannen, Erholen und auch Lernen ein. Er ist, zusammen mit seinen baulichen Anlagen wie dem dominanten Parkhotel, an dessen heutigem Standort ehemals das alte Kurhaus von 1694 stand, als Kulturdenkmal geschützt. Auf dem Schlangenpfad können lernwillige, interessierte Besucher an Schlangenführungen teilnehmen, im Rahmen derer nicht nur Wissenswertes über das harmlose und schöne Reptil vermittelt wird; mit Geduld und Glück sind die ungiftigen Nattern auch leibhaftig zu sehen.

Für Wandervögel besteht die Möglichkeit, auf vier neuen Naturpfaden rund um das Heilbad dessen Umgebung zu erkunden. Die Streckenlängen dieser Rundwanderwege betragen zwischen sechs und elf Kilometer und sind somit auch für weniger ausdauernde Personen an einem Vor- oder Nachmittag bequem zu bewältigen.

Wiesbaden

Kuren inmitten der Großstadt

Ortscharakter:

Als Landeshauptstadt und kreisfreie Stadt mit knapp 280.000 Einwohnern, mit überdurchschnittlichem Kaufpreisindex und hervorragender Infrastruktur eine der wohlhabendsten Großstädte Deutschlands, mit 12.000 Unternehmen einschließlich großer Konzerne ein Wirtschaftsstandort ersten Ranges verfügt Wiesbaden außerdem über eine traditionsreiche Heilbadfunktion seit 1836.

Bereits im ersten Jahrhundert nach Christus errichteten die Römer einen militärischen Befestigungsposten in der Nähe der ihnen bereits bekannten heißen Quellen zwischen der Heidenmauer und dem Kochbrunnen. Erstmals erwähnt wurde der Ort im Jahr 830 als „Wisibada" (Bad in den Wiesen).

Das heutige Innenstadtbild ist in seiner (Kur-) Architektur durch Bauten des späten Klassizismus, Historismus und Jugendstils geprägt, also in einer recht kurzen Phase weniger Jahrzehnte von etwa 1850 bis 1910. Die verhältnismäßig geringen Kriegszerstörungen und behutsamen städtebaulichen Maßnahmen erzeugen im historischen Fünfeckkern Wiesbadens die Vorstellung eines rasch gewachsenen, relativ einheitlichen städtebaulichen Charakters. Den Mittelpunkt diese Fünfecks, dessen Bausubstanz im 19. Jahrhundert als unansehnlich empfunden und deshalb mit einseitiger Straßenbebauung umschlossen wurde, bildet das Stadtschloss, in dem gegenwärtig der Hessische Landtag residiert.

Unmittelbar östlich des historische Fünfecks, jenseits der Wilhelmstraße, schließt sich der weltbekannte Kurbezirk mit Kurpark und Spielbank an. Wiesbaden erhielt bereits 1836 das Prädikat „Heilbad“ und wandelte sich von einem um 1800 nur etwas mehr als 2.000 Einwohner zählenden Provinzstädtchen seit Mitte des 19. Jahrhunderts bis zur Jahrhundertwende zu einer „Weltkurstadt“ mit 200.000 Besuchern pro Jahr. Es entstanden stattliche Wohnhäuser, repräsentative Hotels und elegante, eindrucksvolle Villen. Bereits im Jahre 1905 überschritt die Einwohnerzahl die Grenze von 100.000.

Heute präsentiert sich die Landeshauptstadt Hessens als bedeutende Kur- und Kongressstadt mit einem umfassenden Gesundheitsangebot sowie zahlreichen Reha-, Fach- und Spezialkliniken.

Die ausgedehnten Parks und Grünanlagen rund um den Stadtkern verleihen Wiesbaden ein überaus grünes Gesicht. Insbesondere der Kurpark mit seiner im Kurvenverlauf nach Norden entlang des Salzbachs über die Kur- und Aukammanlagen bis hin zum Stadtteil Sonnenberg gerichteten Verlängerung über 1,5 km stellt eine dieser „grünen Lungen“ dar. Das trifft ebenso auf die 4,4 Hektar große Grünanlage „Warmer Damm“, wenige hundert Meter südwestlich des Kurparkweihers, zu.

Heilquellen und Indikationen:

Mit 26 Natrium-Chlorid-Thermalquellen und einem Mineralbrunnen, die alle zusammen mit einer Ergiebigkeit von mehr als zwei Millionen Liter pro Tag aus bis zu 2.000 Meter Tiefe sprudeln, gehört Wiesbaden zu den größten und ältesten Heilbädern Europas. Zu den sechs Wichtigsten zählen der Kochbrunnen, die Salm- und Schützenhofquelle, die kleine und große Adlerquelle sowie der Faulbrunnen, dessen Thermalwasser mit Grundwasser vermischt ist und deshalb mit einer Temperatur von 17-18 °C nicht zu den Thermalquellen zählt. Es eignet sich für Trinkkuren mit heilender Wirkung auf Leber, Galle und Darm.

Die anderen genannten fünf Brunnen verzeichnen Temperaturen über 45 °C, wovon der Kochbrunnen mit 67 °C der wärmste und wohl auch bekannteste ist. Er ist eines der Wahrzeichen Wiesbadens. Sein Wasser wird in erster Linie zur Füllung der Becken beider Thermalbäder, der Kaiser-Friedrich-Therme und des Thermalbades Aukammtal, genutzt. Lediglich ein kleiner Teil findet für Trinkkuren zur Entschlackung des Körpers Verwendung.

In jedem Liter dieser Wässer sind ungefähr sechs bis acht Gramm Salze gelöst, mindestens 6 Gramm davon ist Kochsalz. Außerdem enthalten sie Calcium-, Kalium-; Magnesium- sowie auch Eisen-, Lithium- und Strontium-Ionen. Die Salzkonzentration ist im Mineralwasser der Faulbrunnens etwas niedriger.

Weitere Indikationen sind bei Schleimhautentzündungen

der Atmungsorgane, rheuma- tischen Erkrankungen, solchen des Haltungs- und Bewegungsapparats sowie des Nervensystems gegeben. Wegen des recht hohen Calciumgehalts beugen die Brunnen gegen Osteoporose vor, sie regen die Verdauung an, helfen bei Erkältungen und Halsschmerzen. Die wohltuende Wirkung eines Bades im warmen, salzhaltigen Thermalwasser liegt insbesondere im äußerst angenehmen, entspannungsfördernden Auftrieb, wodurch gymnastische Bewegungsübungen von Rehabilitanden erleichtert werden. Genau dies fördert wiederum die Heilung von Erkrankungen das Bewegungsapparats sowie notwendige Nachbehandlungen von Knochenbrüchen.

In der Kurstadt stehen mehrere stationäre und ambulante Rehakliniken bereit. So bietet die „Medianklinik NRZ Wiesbaden“ im Kurgebiet Rehabilitationen für Neurologie und Neurochirurgie (mit angeschlossenem Zentrum für ambulante neurologische Rehas) an. Das interdisziplinär eng vernetzte „Median Reha-Zentrum Wiesbaden Sonnenberg“ ist spezialisiert auf Orthopädie, Kardiologie, Psychosomatik und Rheumatologie. Reha-Maßnahmen auf den Gebieten Orthopädie und Rheumatologie führt ebenso die „Helios-Aukamm-Klinik“ im östlichen Wiesbadener Stadtteil Bierstadt durch.
Rein ambulante Rehabilitationen werden vom IRS-Gesundheitszentrum unweit des „Warmen Damms“ insbesondere für Erkrankungen des Haltungs- und Bewegungsapparats angeboten.

Besonderheiten:

Wiesbaden hält zwei Thermen für seine Gäste bereit: Die historische Kaiser-Friedrich-Therme im nördlichen Bereich des alten Stadtkerns nahe des Kranzplatzes wurde bereits 1913 eröffnet. Sie steht auf dem Fundament eines ehemaligen römischen Schwitzbades und präsentiert sich, in Anlehnung daran, im antiken Stil auf 1.500 m^2 Fläche. Sie ist unter anderem mit verschiedenen Saunen, Dampfbädern, Wärmeräumen und einer tropischen Eisregenzone ausgestattet. In der historischen Schwimmhalle befindet sich ein stimulierendes Kaltwasserbecken, an welches sich das „Wildbecken" mit fast schon heißen 42 °C direkt anschließt. Die Therme ist komplett textilfrei.

Das Thermalbad Aukammtal, knapp 2 km nordöstlich der Innenstadt in Parklage, verfügt über einen riesigen, 4.400 m^2 großen Badebereich mit wohlig warmem Nass von 32 °C. Ebenso großzügig dimensioniert ist die Saunalandschaft mit eine Fläche von 3.000 m^2. Die beiden großen Außen- und Innenbecken sind miteinander verbunden und bieten genug Raum zum erholsamen Baden. Wer es erfrischender mag, kann jederzeit durch einen Sprung in das Eisbad kühlen Kopf bewahren.

Auf sämtliche Attraktionen eines Oberzentrums wie Wiesbaden kann hier nicht eingegangen werden, das würde gewiss den Rahmen sprengen. In Verbindung mit dem Kurwesen sollte eines aber noch Erwähnung finden:
Die Gründung der Spielbank Wiesbaden hatte einen nicht unerheblichen Einfluss auf die Entwicklung der Stadt zu

einem Weltkurbad. Sie war seit 1810 im Alten Kurhaus untergebracht, das 1904 abgerissen wurde und nun an gleicher Stelle, zwischen dem heutigen „Bowling Green“ und dem Kurpark-Weiher, im neu entstandenen Kurhaus untergebracht ist. Sie gehört seit jeher zu den traditionsreichsten und bekanntesten Spielbanken weltweit und übte bis zum Verbot des Spielbetriebs im Deutschen Reich 1872 einen magischen Sogwirkungseffekt auf die Besucher und Kurgäste aus. Auch die direkten städtischen Einnahmen durch den Spielbetrieb waren gewaltig.

Die Liste prominenter Spielbankbesucher aus Adel, Politik oder Kunst ist lang. Einer von ihnen, der russische Schriftsteller F. M. Dostojewski, besuchte den Ort des Geschehens in den 1860er Jahren - und verlor, wie auch in Bad Homburg, letztendlich sein ganzes Geld. Wiesbaden oder Bad Homburg? Welche Stadt ist in seinem Roman „Der Spieler“ mit dem fiktiven „Roulettenburg“ gemeint? Als Kurgast war er dort jeweils wohl immer nur neben- bei. Auf ihn wirkte in erster Linie der unwiderstehliche Drang zu den Spielbanken. Der aufmerksam forschende Leser seines weltbekannten Werks muss letztendlich zu dem Schluss kommen, dass es wohl doch eher Wiesbaden gewesen sein muss, wenngleich auch die vielfältigen Rouletteerfahrungen Dostojewskis in verschiedenen Heilbädern, zu denen ebenso Baden-Baden und Bad Ems gehörten, zu einem Konglomerat „Roulettenburg“ führen könnte. Wie dem auch sei - eine Statue des Schriftstellers ist jedenfalls auch am Haupteingang des 7,5 Hektar großen Wiesbadener Kurparks zu finden.

Odenwaldkreis

Bad König
Thermalheilbad im Odenwälder Mümlingtal

Ortscharakter:

Im nördlichen Teil des Odenwalds, rund 10 km von Michelstadt und Erbach entfernt, liegt das Thermalheilbad Bad König mit knapp 10.000 Einwohnern und insgesamt acht Ortsteilen inmitten malerischer Mischwälder. Die Hälfte der Bewohner entfällt auf die Kernstadt.

Der Ort wurde bereits im Jahr 820 erstmals als „Quinticha“, was im Lateinischen so viel wie „rauschendes Wasser“ bedeutet, urkundlich erwähnt. Sein gegenwärtiger Name steht also nicht in Zusammenhang mit dem Adel, er ist quasi phonologisch abgeleitet. Gegen Ende des 19. Jahrhunderts konnten zwei Quellen gesichtet werden, die man für Trinkkuren nutzte. Durch die zunehmende Popularität der Heilerfolge dieser Wässer bekam Bad König 1948 schließlich das Prädikat „Heilbad“ verliehen.

Der historische Ortskern besticht durch seine gepflegten, schönen Fachwerkhäuser, dem prächtigen Schlossplatz mit dem alten (16. Jahrhundert) und neuen (18. Jahrhundert) Schloss sowie der evangelischen Kirche, die seit dem 15. Jahrhundert als Wehrkirche errichtet wurde. Nur wenige hundert Meter westlich dieses alten Ortskerns schließt sich der zwischen dem Flüsschen Mümling und seinem Nebenlauf Kimbach gelegene Kurpark mit dem „Großen-“ und

„Kleinen See“ an.

Heilquellen und Indikationen:

Jeweils eine aktive Thermal- und Mineralquelle verhalfen Bad König zum Heilbadprädikat. Beide befinden sich in der Brunnenhalle mitten im alten Ortskern an der Nahtstelle Elisabethenstraße / Bachgasse unweit der Odenwald-Therme.

Bei der 32 °C warmen Thermalquelle handelt es sich um ein Natrium-Calcium-Magnesium-Wasser mit hohem Anteil an Hydrogencarbonat, Sulfat und Chlorid. Als Trinkkur eignet es sich bei Stoffwechselerkrankungen und wirkt abführend bei Magen- und Darmbeschwerden. Das Thermalwasser wird auch für die Schwimm- und Bewegungsbecken der Odenwaldtherme genutzt. Als Badekur empfiehlt es sich bei degenerativen Erkrankungen des Bewegungsapparats. Es unterstützt ebenso den Genesungsprozess im Rahmen nervöser und körperlicher Erschöpfungszustände sowie nach Operationen.

Die Stahlquelle, auch Gustavbrunnen genannt, ist ein Kalzium-Natrium-Hydrogencarbonat-Wasser mit einem hohen Gehalt an Eisen und Eisenkarbonaten sowie weiteren Mineralien. Als Trinkkur findet es deshalb insbesondere bei Blutarmut und deren Folgeerscheinungen Anwendung. Der positive Einfluss auf den Stoffwechsel bewirkt außerdem eine allgemeine Kräftigung des Organismus.

Moderate Trinkkuren aus beiden Heilquellen lindern darüber hinaus Erkrankungen des vegetativen Nervensystems, funktionelle Herz-Kreislauf-Probleme und Beschwerden während der Wechseljahre.

Die Asklepios-Schlossbergklinik Bad König ist auf das Gebiet der neurologischen Frührehabilitation spezialisiert. Hier werden Akutpatienten mit neurologisch-neurochirurgischen Erkrankungen durch Verfahren in Pflege und Therapie rehabilitiert. Sie befindet sich nur wenige Gehminuten nördlich von der Altstadt entfernt.

Besonderheiten:

Ein Aufenthalt in der Badelandschaft der Odenwaldtherme ist Genuss und Entspannung für die Gäste der Kurstadt. Die verschiedenen Innen- und Außenbecken des Erlebnis- und Freizeitbades sind mit 30 bis 38 °C warmem Thermalwasser gefüllt. Das Saunaland ist unter anderem mit einem außenliegenden, kleinen Schwimmbecken, Sanarium und Eisbrunnen ausgestattet. Eine Meersalzgrotte schafft Linderung bei Atem- und Schlafproblemen, Hauterkrankungen, Stress und Allergien. Angeboten werden darüber hinaus auch Massagen unterschiedlichster Art sowie weitere Wellnessprogramme.

Im herrlichen großen Kurpark mit seinen beiden fischreichen Seen befindet sich eine Kneippanlage mit Wassertret- und Armbadebecken. Errichtet wurde sie mit Buntsandstein, der dem Auge des Benutzers eine rustikale Perspektive zeigt. Dort kann auch der Planetenweg mit Informationen zu unserem Sonnensystem begangen werden.

Der Lustgarten hinter dem Schlossareal wurde 1794 in Gestalt eines italienischen Gartens angelegt und gegen Ende des 19. Jahrhunderts in einen Landschaftspark verwandelt. Heute lädt er die Besucher mit seinem reichen, alten Baumbestand zum Flanieren und Entspannen ein.

Kreis Bergstraße

Gras-Ellenbach

Kneippen im Nibelungenland

Ortscharakter:

Auf immerhin 400 Meter über Meereshöhe liegt das noch junge Kneipp-Heilbad Gras-Ellenbach im südwestlichen Teil des Odenwalds, etwa 15 km östlich von der Kreisstadt Heppenheim entfernt, im UNESCO Geopark Bergstraße Odenwald. Der knapp 1.000 Bewohner zählende Ort gehört zur Gemeinde Grasellenbach, die sich mit insgesamt 4.200 Einwohnern aus sechs Ortsteilen zusammensetzt. Der Verwaltungssitz liegt im größten und ältesten Gemeindeteil Hammelbach. Gemeinsam mit Bad König ist es das südlichste Heilbad Hessens.

Die erste urkundliche Erwähnung ist auf das Jahr 1359 datiert. Das ursprüngliche Bauerndorf entwickelte sich über die im 19. Jahrhundert aufblühende Verarbeitung von Buntsandstein zu einem Fremdenverkehrsort und ist seit 1978 anerkanntes Kneipp-Heilbad. Auslöser für den Tourismus war die Siegfriedquelle am Nordhang des Spessartkopfes südöstlich von Gras-Ellenbach. Nach der Nibelungensage soll Siegfried an dieser Quelle von seinem Widersacher Hagen hinterrücks ermordet worden sein.

Eingebettet in Wald und (die namensgebende) Wiesenlandschaft, durch die der Ulfenbach fließt, ist das Heilbad ein beschauliches Dörfchen mit einladenden Hotels und Landgasthöfen. Die Kneippanlagen liegen verstreut im zentral gelegenen Kurpark Gras-Ellenbachs, im Endbereich der Güttersbacherstraße östlich des Ortskerns, im Gaßbachtal zwischen Hammelbach und Gras-Ellenbach sowie an den beiden Schwanenteichen im Ortsteil Wahlen.

Indikationen:

Das kristallklare Wasser für die verschiedenen Wasserheilverfahren nach Kneipp stammt aus dem bedeutenden Quellgebiet des Odenwälder Heilbads. Dieses einfache, natürliche Heilmittel erfrischt, beruhigt und stabilisiert so gut wie alle Körpersysteme in Form von abwechselnd warmen und kalten Güssen, Wickeln und harmonisierenden Bädern. Dies alles auch in Kombination mit den Wirkstoffen von Heilpflanzen.

Den Gästen werden in Gras-Ellenbach Kuranwendungen und Therapien bei medizinischen Vorerkrankungen von Bewegungsorganen, entzündlichem Rheumatismus, sowie bei Herz-, Kreislauf-, Magen-, Darm-, Leber- und Stoffwechselbeschwerden durch Nutzung der bestehenden Kneippanlagen unter eigenverantwortlicher Initiative angeboten. Die Wasseranwendungen fördern das allgemeine Wohlbefinden sowie das seelische Gleichgewicht, sie stärken das vegetative Nervensystem und vor allem auch die körpereigenen Abwehrkräfte, was seit der Coronakrise stärker ins Licht des Bewusstseins gerückt sein sollte.

Besonderheiten:

Im Kurort steht das von Mai bis September geöffnete, 24 °C warme Meerwasserfreibad des „Landhotels Siegfriedbrunnen" mit großer Liegewiese zum Schwimmen bereit. Angeschlossen ist ein beheiztes Hallenbad mit Saunalandschaft, Wellness- und Fitnessbereich, das auch in der kälteren Jahreszeit öffnet. In den Frühjahrs- und Sommermonaten bietet das mit Quellwasser gefüllte und solar beheizte städtische Freibad im Ortsteil Hammelbach den Besuchern Bademöglichkeiten an.

Ein Ausflug zur sagenumwobenen Siegfriedquelle sollte für den Besucher fast schon obligatorisch sein, obwohl man im Odenwald mehreren Brunnen diesen Namen gab. Man war in der Region fast überall bestrebt, sich mit dem Heldenepos der Nibelungen zu schmücken. Ganz weltlich verhält es sich hingegen mit dem „Kalten Springbrunnen" in Hammelbach, dessen Fontäne, je nach Wasserdruck in der Quellkammer, ohne jegliche Hilfsmittel ganz von alleine bis zu fünf Meter hoch sprudelt.

Es gibt also einiges zu entdecken in und um Gras-Ellenbach herum. So wie unter anderem auch das Hirtenhaus nahe dem Landgasthof Hagen. Dieses putzige Fachwerkhaus aus dem Jahr 1770 gilt als das älteste und kleinste Gebäude des Ortes; es diente einst dem Schweinehirten der Gemeinde als Wohnstätte.

Anhang

Heilbäder in Hessen nach Bevölkerungszahl
(gerundete Werte 2020)

Wiesbaden	280.000
Bad Homburg	55.000
Bad Vilbel	36.000
Bad Nauheim	32.000
Bad Hersfeld	30.000
Bad Soden am Taunus	23.000
Bad Arolsen	16.000
Bad Camberg	14.000
Bad-Soden-Salmünster	13.500
Bad Wilhelmshöhe	12.500
Bad Schwalbach	11.500
Bad Orb	10.000
Bad König	9.500
Bad Wildungen (Kernort)	9.000
Bad Sooden-Allendorf	8.500
Bad Endbach	8.000
Neukirchen	7.000
Willingen	6.000
Bad Emstal	6.000
Gersfeld	5.500
Naumburg	5.200
Herbstein	4.700
Bad Zwesten	3.800
Bad Karlshafen	3.600
Bad Salzschlirf	3.500
Reinhardshausen	1.300
Gras-Ellenbach	1.000
Schlangenbad (Kernort)	900
Bad Salzhausen	600

Heilbäder in Hessen nach Höhenlage
(In Meter über dem Meeresspiegel im Kurbezirk)

Willingen	550
Gersfeld	500
Herbstein	460
Gras-Ellenbach	390
Bad Schwalbach	340
Reinhardshausen	330
Schlangenbad	320
Bad Emstal	310
Bad Endbach	310
Bad Wildungen	300
Naumburg	290
Bad Arolsen	290
Bad Wilhelmshöhe	280
Neukirchen	270
Bad Salzschlirf	250
Bad Zwesten	240
Bad Camberg	240
Bad Hersfeld	210
Bad Orb	190
Bad König	180
Bad Homburg	160
Bad Sooden-Allendorf	160
Bad Salzhausen	160
Bad Soden-Salmünster	160
Bad Nauheim	150
ad Soden am Taunus	150
Wiesbaden	120
Bad Vilbel	110
Bad Karlshafen	110

Räumliche Verteilung Hessischer Heilbäder

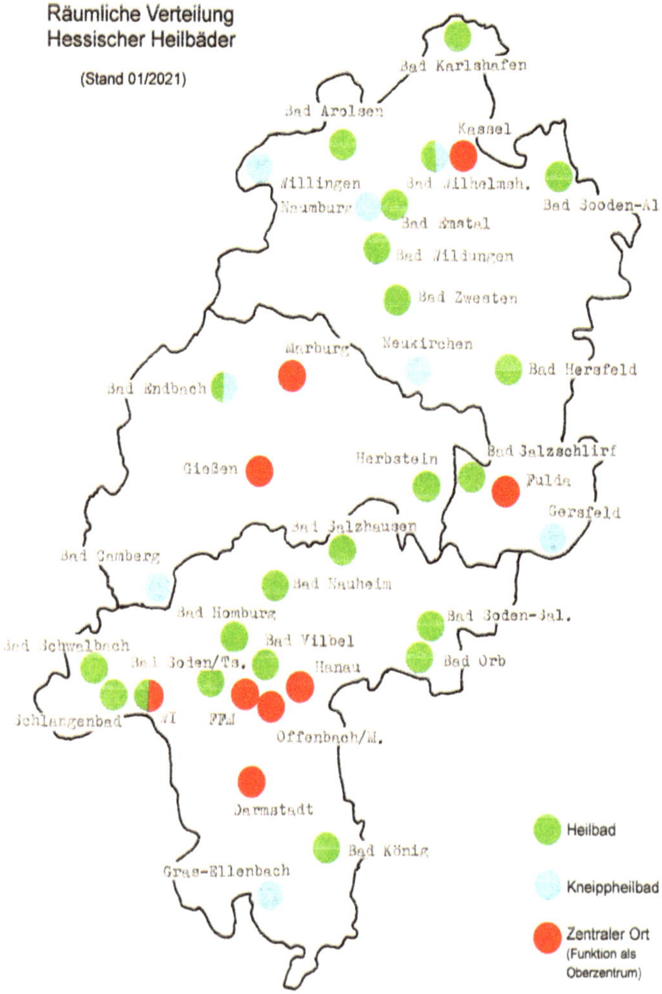

Quellen

Deutscher Tourismusverband / Deutscher Heilbäderverband:
Begriffsbestimmungen / Qualitätsstandards für Heilbäder und Kurorte....... Berlin 2017.

https://www.hessische-heilbaeder.de/

http://www.kurorte-und-heilbaeder.de/kurorte-hessen.html

http://www.quellenatlas.eu/41533.html

https://www.rehakliniken.de/

https://de-be.topographic-map.com/maps/7dt9/Hessen/: Topographische Höhenprofilkarte Hessen.

Websites der 29 Heilbäder in Hessen: Stadt-, Ortsstruktur, (Kur-) Historie, Heilquellen, Heilmittel, Heilanzeigen, (Reha-) Kliniken, Kureinrichtungen, (Thermal-) Schwimmbäder, spezifische Besonderheiten, Einwohner.